Goldmann Ratgeber

Walther Schoenenberger

# Gesund durch natürliche Säfte

## Möglichkeiten und Erfolg der Frischpflanzentherapie

Wilhelm Goldmann Verlag

Unter Mitarbeit von Ingeborg Donati

1. Auflage Mai 1980 · 1.– 8. Tsd.
2. Auflage Juni 1981 · 9.–14. Tsd.

Made in Germany 1981
Genehmigte Taschenbuchausgabe

Umschlaggestaltung: Atelier Adolf & Angelika Bachmann, München
Umschlagfoto: Manfred Schmatz, München
Druck: Mohndruck Graphische Betriebe GmbH, Gütersloh
Verlagsnummer: 10839
Lektorat: Cornelia Schmidt-Braul · Herstellung: Harry Heiß
ISBN 3-442-10839-X

# Inhaltsverzeichnis

# Laßt das Natürliche so natürlich wie möglich

Wir stehen an einem bedeutsamen Wendepunkt: Die Unlust an der Zivilisation greift um sich wie eine Epidemie. Der moderne Mensch, verwöhnt von all dem Luxus und den Raffinessen eines technisierten Lebens, verspürt plötzlich Sehnsucht nach den Dingen von früher, nach den Bräuchen, Gewohnheiten, ja nach den Wertvorstellungen vergangener Zeiten.

Aus dieser ganzen vielfältigen, manchmal verworrenen Gesternbewegung kristallisiert sich doch eines immer stärker heraus: Wir sehnen uns zurück nach einem anderen, einfacheren, nach einem natürlichen Leben.

Das gilt auch für die Medizin. Ich möchte sogar behaupten: das gilt ganz besonders für die Medizin. Man besinnt sich wieder auf eine alte, glückliche Intim-Beziehung: auf die Partnerschaft zwischen Mensch und Pflanze. Großmutters altes Geheimrezept ist wieder gefragt – und damit erlebt ja die ganze Heilkunde der früheren Jahrhunderte und Jahrtausende eine neue Wertschätzung. Und zwar nicht nur in den Kreisen der bisher mild belächelten »Natur-Apostel«, sondern auch in der offiziellen Medizin. Hier sind es gerade die führenden Köpfe, die Brücken zu schlagen versuchen zwischen dem gewaltigen Erfahrungsschatz von einst und den modernen, wissenschaftlichen Erkenntnissen von heute.

So beklemmend der Anlaß auch gewesen sein mag, ich erinnere mich doch mit einer gewissen Genugtuung an den Moment, da der Präsident der Arzneimittelkommission der Ärzteschaft Professor Koll bei einer

Beratung über das Arzneimittelgesetz spontan ausrief: »Hätten die Leute Baldriansaft genommen, hätte es nie einen Contergan-Fall gegeben! Muß man denn immer gleich zum Holzhammer greifen?«

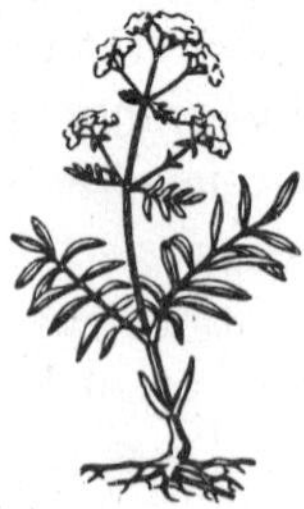

*Baldrian (Valeriana officinalis)*

Aber dieser »Holzhammer« ist doch so herrlich bequem: Man fühlt sich nicht ganz auf der Höhe – bitte, eine Aufputschtablette. Man ist unruhig – schnell einen Tranquilizer. Man kann nicht sofort einschlafen – wo sind denn die Schlaftabletten? Und so fort. Die ganze Skala der Medikamente rauf und runter.
Und die Folgen? Aber wer denkt denn schon an die Organschäden, an die Kreislaufstörungen oder gar an die Suchtgefahr?
Ich. Ich war oft ein Spielverderber. Da erinnere ich mich noch sehr gut an ein junges Mädchen, das jeden Morgen in meiner Zürcher Apotheke erschien und eine ganze Röhre schmerzstillender Tabletten verlangte. Ein paar Tage lang sah ich mir das an, dann fragte ich – ich frage das häufig: »Warum nehmen Sie so viele Tabletten?«
Sie brauche sie eben, um sich wohlzufühlen, antwortete die junge Dame etwas schnippisch. Da weigerte ich mich, ihr weiterhin Medikamente zu verkaufen. »Dann gehe ich eben woanders hin!« Verärgert rauschte sie hinaus. Aber nach drei Tagen war sie wieder da: »Warum haben Sie mir das gesagt?«

Ich erklärte es ihr. Weil sie so beängstigend gegen sich selbst gelebt hatte. Der leichtfertige und unüberlegte Verbrauch von Medikamenten verführt die Menschen dazu, so furchtbar gleichgültig gegen sich zu werden. Sie hören auf, ihren Körper zu studieren, sie erkennen bald gar nicht mehr, wann sie etwas tun müssen und, vor allem, wann sie etwas *nicht* tun müssen.
Denn Gesundheit ist nun einmal keine Pille, die man schlucken kann und dann für immer intus hat. Es mag ja in den Ohren der bequemen Zeitgenossen etwas streng klingen, aber: Gesundheit ist eine *Leistung*, die jeder für sich selbst erbringen muß.
Mit dieser Aufgabe steht er jedoch nicht allein. Die Natur selbst hat ihm einen Partner, mehr noch, einen verläßlichen Freund an die Seite gegeben: Die Pflanze. Aber die ganze Pflanze muß es sein, die *frische* Pflanze, diese natürliche biologische Einheit.
Unsere Vorfahren wußten um die unerschöpfliche Heilwirkung der frischen Pflanze. Kluge Männer haben uns bedeutsame Erkenntnisse und Erfahrungen übermittelt. Aber selten hat mich etwas so stark beeindruckt wie dieser Satz voller Schlichtheit: »Die Kraft deines Körpers liegt in den Säften der Pflanzen.« Er klingt ganz aktuell, man hört ihm sein Alter gewiß nicht an. Und doch ist dieser Ausspruch mehr als 5600 Jahre alt. Der chinesische Kaiser Shin-Nong (etwa 3700 vor Chr.), mehr Arzt als Herrscher und Verfasser des ältesten Heilpflanzenbuches der Welt, krönte damit sein Lebenswerk.
Wir tun heute gut daran, auf diese alte chinesische Weisheit zu hören und uns wieder zu besinnen auf die Freunde unserer Gesundheit, auf die Pflanzen. In den letzten 150 Jahren haben wir sie total vergessen. Die Tablette, Lieblingskind einer übermächtigen Chemie, erhob den Totalitätsanspruch, und selbst die Naturheil-

kunde war dazu übergegangen, nur noch die getrocknete Droge zu verwenden. Aber gerade hier liegt der Grund vielen Übels: in dieser Entfernung von allem Natürlichen sehen immer mehr Menschen den wahren Grund für unsere beängstigend zahlreichen Zivilisationsschäden.

Schon vor Jahrzehnten, als ganz junger Mann, begann ich einzusehen, daß eine Reform der Heilkunde notwendig war. Und zwar über die frische Pflanze: Laßt doch das Natürliche so natürlich wie möglich. Aber sollte diese Idee nicht nur ein Schlagwort bleiben, sondern überzeugen, sich durchsetzen – mußte ich darangehen, diesen Gedanken zu realisieren.

Denn eine Idee haben, das ist eine, sie zu verwirklichen – eine ganz andere Sache. Was nützt es schon, jemandem zu erklären, daß etwa frischer Löwenzahn ganz hervorragend auf seine Galle einwirke, wenn der Löwenzahn im Frühling wächst und die Galle im Spätherbst streikt? Und wenn der Geplagte nicht weiß, wie er die frische Pflanze in das Novembernieseln herüberretten kann?

So habe ich es denn als meine Lebensaufgabe angesehen, aus den Erfahrungen unserer Vorväter und den Erkenntnissen einer hochmodernen exakten Wissenschaft ein neues Heilsystem zu entwickeln. Ich nenne es die *Frischpflanzentherapie.*

Innerhalb der Naturheilkunde ist sie ein in sich geschlossenes, besonderes System, dazu berufen, den Kampf gegen die vielen Krankheiten und Beschwerden dieser nervösen, gehetzten Zeit aufzunehmen und zu bestehen.

Sie wendet sich vor allem an den nachdenklichen Menschen, der gesund sein *will.* Der bereit ist, für seine Gesundheit etwas zu tun. Denn er kann viel dafür tun, sehr viel sogar. Wissen wir doch heute, wie stark die seelische Einstellung den Körper zu beeinflussen ver-

mag. Aber darüberhinaus gibt es ja noch ganz andere, bedeutende Möglichkeiten, auf seinen Organismus einzuwirken, ihn zu regulieren, ihn in natürliche Bahnen zu lenken. Diese Kräfte müssen geweckt werden, will man nicht weiterhin nur ein einzelnes Symptom behandeln, sondern will man dem *ganzen* Menschen von Grund auf die beste Verfassung geben und erhalten.
Dazu will dieses Buch Rat, Hilfe und Anleitung geben.
Es ist mir nie in den Sinn gekommen, neue Heilmittel schaffen zu wollen. Ich wollte lediglich die bereits vorhandenen so erhalten, wie die Natur sie geschaffen hat; nichts hinzufügen, nichts wegnehmen.
Und das war manchmal schon schwierig genug.

## *Krach im »Adler«*

Da muß ich immer wieder zurückdenken an den Krach im Magstadter »Adler«. Es war im Januar 1930. Eine kalte Winternacht, aber drinnen im Gasthaus ging es heiß her. Die derben Bauernfäuste krachten nur so auf die Eichentische, deftige Flüche sausten mir um die Ohren: »Apotheker, verrückter!«, »Ach geh' doch zum Teufel!« – das waren noch die mildesten. Die Bauern waren in Rage. Was war geschehen? Ich, der verrückte Apotheker, damals 29 Jahre alt und seit zwei Jahren Magstadter Bürger, hatte von den Landwirten und Gärtnern der Umgebung schier Unmögliches verlangt: sie sollten Brennesseln, Löwenzahn und Schafgarbe für

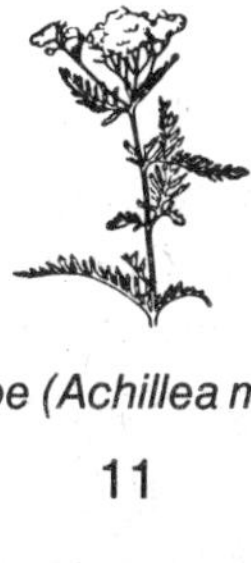

*Schafgarbe (Achillea millefolium)*

mich anbauen. Ja, hatte man denn sowas schon gehört? Auf den schönen Feldern ringsum, auf denen seit Menschengedenken der beste Weizen geblüht hatte, sollte jetzt Unkraut wachsen!
»Wissen Sie denn überhaupt, Sie Apotheker, daß wir dieses Zeug nie wieder rausbringen aus unseren Feldern?« hatten sie mich gefragt. Natürlich wußte ich das, aber ich wollte es ja auch nie wieder ausrotten. Im Gegenteil: ich wollte noch viel mehr anbauen lassen.
Schwabens Bauern sind bekannt für ihre harten Schädel. Aber meiner erwies sich als noch härter. Im Frühjahr wuchs auf 15 ha das gefürchtete Unkraut. Das hatte mich Überredung gekostet. Und eine Menge Geld dazu. Denn ich hatte den Bauern den Ertrag einer guten Weizenernte versprochen. Für 5 Jahre. Das machte summa summarum 20000 Mark. Damals sehr viel Geld. Und ich hatte so gut wie nichts. Ich hatte nur meine Idee . . .

### *Auf der Suche nach dem Schatz von gestern*

Aber ich war geradezu besessen von dieser Idee, einen alten, vergessenen Heilschatz der Natur für unsere moderne Zeit wiederzuentdecken: Die Behandlung von Krankheiten und Beschwerden mit dem Saft der frischen Pflanze. Also eine Frischpflanzentherapie, die zwar auf den jahrhundertealten Erfahrungen aufbauen, die aber gleichzeitig in unsere Gegenwart passen mußte. Zu oft war ich in den alten Kräuterbüchern, die ich gesammelt, geliebt und studiert habe, auf den eindringlichen Hinweis gestoßen: »Der Safft ausgedrucket wirkt vortrefflich bei . . . « Dieser Satz hat mich nie wieder losgelassen. Aber zunächst war er nichts als reine Theorie. Und nicht nur meine Magstadter Bauern tippten sich damals vielsagend an die Stirn . . .

Denn die Medizin stand ja noch völlig im Banne der Chemie. Deren überwältigende Erfolge im 19. und 20. Jahrhundert hatten die alten Heilmittel resolut in die Vergessenheit gedrängt. Man war dazu übergegangen, die wirklichen oder vermeintlichen Wirkstoffe aus den Pflanzen zu isolieren, in chemisch reine Formen zu überführen, sie künstlich herzustellen und schließlich sogar neue, in der Natur gar nicht vorhandene Verbindungen herzustellen. Mit diesen chemisch-synthetischen Produkten ging man nun allen medizinischen Problemen zu Leibe, auf schnellen Erfolg bedacht, gezielt, konzentriert. Und sehr bequem. Wer kümmerte sich da noch um die frische Pflanze und ihre Möglichkeiten?
Ging man doch selbst in der Naturheilkunde nur noch von der Droge, also von der getrockneten Pflanze, als Basis für sämtliche Heilmittel aus. Vermutlich auch aus Bequemlichkeit.
Ich konnte das begreifen, denn als ich schließlich daran ging, meine Idee zu verwirklichen, da fand ich in der einschlägigen Literatur alle Erfahrungswerte über die vortreffliche Wirkung der Frischpflanzensäfte, aber keinen einzigen praktischen, technischen Hinweis, wie denn etwa der »ausgedruckete Safft« für den Großstädter haltbar gemacht werden könne, wie man in der Hochblüte der Kunstdünger und der chemischen Schädlingsbekämpfung denn überhaupt noch biologisch gesunde Heilpflanzen finden könne. Und vor allem: Wie man Wert oder Unwert bestimmter Pflanzen durch exakte wissenschaftliche Analysen nachweisen könne.
Wenn unsere Urväter noch – mit Recht! – den alten Überlieferungen voll vertrauten, der Mensch von heute ist wissenschaftliche Begründung gewöhnt. Er würde sie auch von der frischen Pflanze fordern.
So mußte ich ganz von vorn beginnen.

Der Keim zu meiner Idee muß bereits in meiner frühesten Kindheit gelegt worden sein. Denn obwohl mitten in der Großstadt geboren, in Zürichs berühmter Bahnhofstraße, reicht meine Liebe zu Pflanzen so weit wie meine Erinnerung. Und die beginnt genau an dem Hochzeitstag meiner Mutter, als sie in zweiter Ehe einen baltischen Gutsbesitzer heiratete. Diesen beiden Menschen verdanke ich meine lebenslange Verbundenheit mit der Natur.

Mein Stiefvater, der eher ein Vater war, lebte als Privatier in Florenz, er und meine Mutter kannten keine größere Freude als draußen in der Natur zu sein: Lange Spaziergänge am Nachmittag, Picknicks unter den schattigen Bäumen in den florentinischen Parks, weite Wanderungen in die Umgebung von Florenz an allen Sonn- und Feiertagen – das war das Glück meiner Kindheit. Mein Vater kannte alle Blüten, Gräser und Pflanzen. Seine Erzählungen darüber waren für mich so aufregend und spannend wie Karl May für andere Jungen.

Aber nie durften wir auch nur eine einzige grüne Pflanze, eine Blume mit nach Hause nehmen. »Dafür gibt es genügend Blumen auf dem Markt«, erklärte uns mein Vater, »sie sind extra für diesen Zweck angebaut worden. Aber die naturgewachsenen Pflanzen sollen auch in der Natur verbleiben. Man darf sie nicht zerstören.«

Den Garten rund um unser Haus mußten wir Kinder, mein Stiefbruder und ich, allein anbauen. Wir taten das mit Freuden und kindlichem Übereifer. Denn der Ertrag an Kräutern und Gewürzen war stets mehr als meine Mutter beim besten Willen in der Küche verwenden konnte. So kam mein größerer, geschäftstüchtiger Bruder auf die Idee, die überschüssige Ernte zu bündeln und an die Marktfrauen zu verkaufen, um auf solche

Art Dill, Petersilie und Kresse in begehrte Köstlichkeiten wie Schokolade und Bonbons umzumünzen.

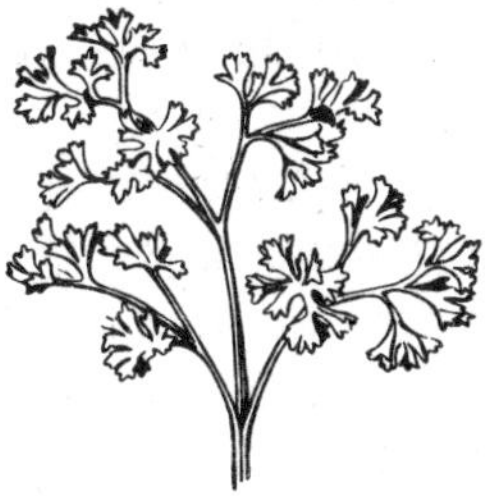

*Petersilie (Petroselinum hortense)*

Ich selbst erhielt die erste Belohnung für geglückten Pflanzen- und Blumenanbau nicht von irgendeiner Marktfrau, sondern von Seiner Majestät, dem deutschen Kaiser Wilhelm II.

*Der Kaiser im »Mon plaisir«*

Die herrliche, freizügige Florentiner Zeit ging jäh zuende, als meine Eltern beschlossen, die Erziehung ihrer Kinder in Deutschland vervollständigen zu lassen. Für mich bedeutete das: Pädagogium der Herrnhuter Mission in Niesky (Schlesien). Dort verlebte ich die schönste Zeit meiner Jugend. Zwar gab es ein ziemlich strenges Reglement, frühes Aufstehen, schweigende Mahlzeiten, aber es gab auch Kameradschaft, viel Sport, lange Wanderungen. Und vor allem gab es »Mon plaisir« – einen Garten, der in sogenannte Burgen eingeteilt war. Je eine Gruppe von Jungen durfte ihren Teil nach Gutdünken bebauen. Selbstverständlich war unsere Burg die schönste. »Mon plaisir« war mein innigstes Vergnügen.
Aber die Donnerstage waren fürchterlich. An diesem Tag mußten wir exerzieren wie die Minisoldaten mit

Uniform, Holzgewehren, Patronengurten und Kasernenhofton. Ich verabscheute die Donnerstage.
Eines Tages warfen große Ereignisse ihre Aufregung voraus: Kaiser Wilhelm II. hatte seinen Besuch in unserem Internat ankündigen lassen. Alles wurde auf Hochglanz geputzt. Eine Parade brillantesten Stils eingedrillt. Aber nur die Elite war dafür auserkoren. Ich gehörte natürlich nicht dazu und war für einen langweiligen Absperrdienst eingeteilt. Der Tag, an dem der Kaiser kam, war warm und sonnig – »Mon plaisir« lag gleich nebenan. Das war zu verlockend für mich. Heimlich stahl ich mich davon, verschwand in unserer Burg, um meine geliebten Pflanzen zu pflegen. Ganz vertieft war ich in meine Arbeit – das große Ereignis versank hinter mir. Da plötzlich eine Stimme in meinem Rücken: »Hast Du diesen schönen Garten angelegt?« Ich fuhr erschrocken herum. Da stand Seine Majestät und hinter ihm das ganze Gefolge. Viele Augenpaare musterten mich, den einsamen Jungen mit seinen schmutzigen Händen und Knien. Ich konnte bloß noch stottern: »Ja – mit meinen Kameraden.« Seine Majestät gab seinem Adjutanten einen Wink, der gab mir eine Tafel Schokolade. Aber mein Direktor warf mir einen Blick zu, der weniger Gutes verhieß: 4 Wochen Strafe. Das bedeutete: 4 Wochen Sport- und Redeverbot.

### *Schade um die schönen Brennesseln*

Es war im letzten Jahr des I. Weltkrieges, als ich mir zum erstenmal in meinem Leben Gedanken machte um Wert und Verwendungsmöglichkeit der Wildpflanzen.
»Mon plaisir«, das Pädagogium und Niesky lagen schon fern. Das Leben war für alle, besonders aber für meine Eltern, härter geworden. Die Gelder aus dem

Baltikum waren bereits zu Anfang des Krieges versiegt, wir waren nach Cannstatt bei Stuttgart umgezogen, meine Mutter gab Klavierunterricht, um uns durchzubringen. Verpflegt wurden wir alle in einer Kriegsküche.

Die größeren Schüler mußten in den Ferien arbeiten, entweder in der Rüstung oder in der Landwirtschaft. Ich entschied mich spontan für die Landwirtschaft – meiner Neigung und meines Hungers wegen.

Im letzten Kriegsjahr betreute ich eine Fläche von 1 1/2 ha Brennesselpflanzen. Sie waren angebaut auf Anordnung des Wirtschaftsamtes, weil man aus den Stengeln eine Zusatzfaser für die Uniformstoffe gewinnen wollte. Der Anbau von Brennesseln war neu und keineswegs einfach. Mit großem Erstaunen erlebte ich, wie kompliziert und anspruchsvoll dieses geschmähte Unkraut ist. Daß mir diese Erfahrung einmal sehr zustatten kommen sollte, konnte ich, der 17jährige Unterprimaner, nicht einmal ahnen. Damals hatte ich nur eine dunkle Vorstellung, daß es doch recht schade sei um die schönen grünen Blätter, die, achtlos abgestreift, da auf dem Feld vor sich hinwelkten. Sollte man mit ihnen nicht doch etwas Sinnvolles anfangen können?

### *Unkraut im Examen*

Viele Jahre später habe ich dann die Brennessel ins Examen geschickt, das heißt, ich habe die Heilwirkung des Preßsaftes aus dieser frischen Pflanze im Institut für Biologische Forschung des Dr. K. Neumann in Köln untersuchen lassen. Und siehe da: nicht nur die verschwommenen Ahnungen eines 17jährigen, sondern vor allem die Saftlehren der Alten haben sich aufs Glänzendste bestätigt.

Was ist denn dran an diesem Unkraut Brennessel? 4 Versuchsreihen ergaben die wissenschaftlich fundierte Tatsache: Brennesselsaft erhöht den menschlichen Grundumsatz. Populär ausgedrückt: Brennesselsaft wirkt wie ein Motor in unserem Körper, er bringt Schwung in den Verdauungsapparat, regt die Nieren an, verstärkt die Harnausfuhr, baut die Schlacken ab.

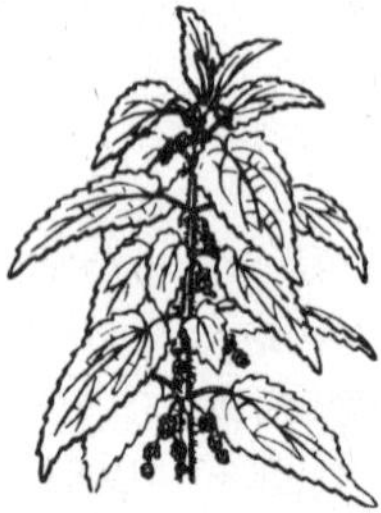

*Brennessel (Urtica dioica)*

Wegen dieser Wirkungen hat sich die Pflanze bei Rheuma so glänzend bewährt. Deshalb aber hat sie sich außerdem einen guten Ruf erworben als wesentlicher Bestandteil der wieder so aktuellen Frühjahrskuren. Denn wenn die Tage des Gähnens und der großen Unlust beginnen, dann ist Brennessel im Verein mit Löwenzahn und Sellerie einfach unentbehrlich.

*Die Majestäten und der Löwenzahn*
oder: *Die Majestäten und die Frühjahrskur*

Die Situation kann nicht ohne Komik gewesen sein: Immer wenn es wieder Frühling werden sollte, versammelte sich – auf ausdrücklichen Wunsch Seiner Majestät – die Bayrisch-Königliche Familie nach dem Frühstück im Salon, wo respektvollst und untertänigst der Herr Hofapotheker mit zwei Flaschen harrte: in der einen befand sich frischgepreßter Löwenzahnsaft, in der zweiten Brennesselsaft. Jedes Mitglied bekam je ein Gläschen voll kredenzt. Mochten sie sich nun schütteln oder nicht. Das war Tradition am Hofe. Der König hatte diese Frühjahrskur befohlen. Und es war der schlechteste seiner Befehle bestimmt nicht.

Erzählt hat mir diese Geschichte einmal ein alter Apotheker, der selbst als Lehrling jeden Frühjahrsmorgen in den Englischen Garten in München geschickt worden war, um dort für seinen König die ersten Brennesseln und die jungen Löwenzahntriebe zu sammeln und beide in der Hofapotheke sofort zu frischem Saft auszupressen.

Seitdem hat mich das Problem der Frühjahrskuren beschäftigt. Spielten sie doch offenbar in der Gesundheitspflege unserer Vorfahren eine wichtige Rolle. Eine Reihe ehrwürdiger Namen, von der Äbtissin Hildegard von Bingen bis zu Goethes Leibarzt Hufeland, bürgen dafür.

Wenn der Mensch früherer Zeiten aber noch instinktiv zu den Säften frischer Pflanzen griff, um das seelisch-körperliche Tief im Frühling zu überwinden, dann sollten wir heute zwar das gleiche tun, aber mit einem wissenschaftlich fundierten Einblick in die Geschehnisse, die uns die ersehnte, angeblich „schönste Zeit des Jahres" so unlustig, ja, depressiv erleben lassen.

Dafür sind 3 Faktoren verantwortlich:

1. Belastung des Blutes mit Fremdstoffen aus der Winterernährung, durch Mangel an Bewegung, Sauerstoff und Vitaminen. Das Blut zirkuliert langsamer, man wird müde.
2. Größere Anfälligkeit für Infektionen, da die Abwehrstoffe des Körpers nur noch in geringeren Mengen vorhanden sind.

3. Allgemeine Regeneration in der Natur. Da der Mensch ein natürliches Wesen ist, vollzieht sie sich auch in unserem Körper. Vor allem unser Blut erneuert sich, aber auch die anderen Zellen, insgesamt zwischen 20 und 30 Billionen, spielen mit. Nach winterbedingter Verzögerung wird nun auf eine Phase verstärkter Vermehrung und Teilung umgeschaltet.

Es versteht sich von selbst: Man muß den Körper zur Bewältigung dieser enormen Arbeit unterstützen. Fastentage und Abführmittel – und genügend sogenannte Frühjahrskuren bestehen ja aus nichts anderem! – nützen da gar nichts.
Bayerns Könige machten es richtig: Brennesselsaft, weil er den Grundumsatz steigert, weil er alles aktiviert; Löwenzahnsaft, weil er die Verdauungsleistung fördert, so daß Schlacken schnell den Körper verlassen können. Heute hat man noch Selleriesaft hinzugefügt, weil er die gesamten Nierenfunktionen anregt und damit Stoffwechselschlacken auf flüssigem Wege ausscheiden hilft.
Übrigens: Selbst der Bayrische König befand sich in der besten Gesellschaft der Historie mit seiner Vorliebe für Löwenzahnsaft. Wurde doch bereits rund 2000 Jahre vor ihm der römische Kaiser Augustus (derselbe, der zur Zeit von Christi Geburt seine Völker zählen ließ) durch frischen Saft des Löwenzahns von Gallestauungen nebst Depressionen befreit. Und der Leibarzt des Alten Fritz besserte die fortgeschrittene Wassersucht des Preußenkönigs ebenfalls mit dem Saft dieser unscheinbaren Wildpflanze.

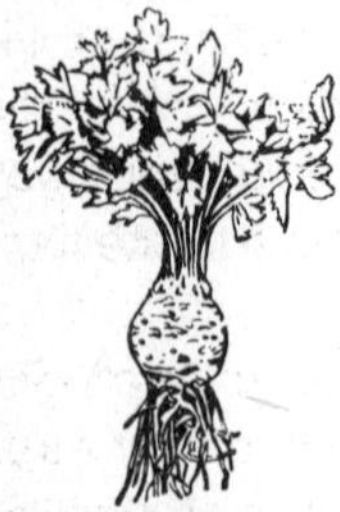
*Sellerie (Apium graveolens)*

# Vom Glück des Mißgeschicks

Nach dem Abitur hätte ich gern Medizin studiert. Aber das war ganz unmöglich – leider. Der I. Weltkrieg war zuende gegangen und hatte chaotische Zustände hinterlassen. Die Finanzlage meiner Familie ließ ein so anspruchsvolles Studium wie das der Medizin einfach nicht zu.

Aber dieses Mißgeschick ist denn auch das einzige meines Lebens, das ich heute noch bedauere. Alles, was mir sonst widerfuhr, was Pläne und Träume zunichte zu machen schien, was zuerst wie ein ausgemachtes Pech aussah – das erwies sich später dann als eine Gunst des Schicksals.

Es mag ja banal klingen: Zum Erfolg gehört auch eine Portion Glück. Ich habe mir manchmal selbst gesagt: Ganz allein hast du das alles nicht geschafft. Ich glaube, daß ich viel Glück gehabt habe in meinem Leben.

## *Zweimal Faszination*

Wenn ich nicht Arzt werden konnte, dann wollte ich Apotheker werden. Diese Ausbildung hatte den für mich damals unschätzbaren Vorteil, daß sie nicht mit dem Studium begann, sondern mit einer 2jährigen Lehre, der ein Examen und schließlich ein Assistentenjahr folgten.

Meine erste Lehrstelle fand ich in der Adler-Apotheke von Freudenstadt. Und hier begann auch gleich mein Glück. Abgesehen von der Herzlichkeit, mit der ich in der Familie meines Chefs, Dr. Berblinger, wie ein Sohn aufgenommen wurde, gab es hier zwei Dinge, die mich geradezu faszinierten und mich – wie ich es heute sehe – ein gutes Stück auf meinem Weg voranbrachten.

Da war zunächst einmal die Fabrik des Dr. Berblinger. Neben seiner Apotheke gehörte ihm auch ein Betrieb, in dem frische Tannennadeln und -zweige zu Badeessenzen verarbeitet wurden. Zum erstenmal erlebte ich hier, daß man frische Pflanzen auch industriell auswerten konnte. Das hat mir kolossal imponiert! Aber noch stärkeres Interesse wandte ich der Sammlung alter Kräuterbücher zu, die ich in der Bibliothek meines Chefs fand. Ich durfte sie nicht nur ausgiebig studieren, sondern mein Lehrherr nahm sich Zeit, viele Stunden lang die Probleme der Naturheilkunde mit mir zu diskutieren. Denn beim Studium der alten Schriften war mir eins aufgefallen: Nicht nur manche Heilkräuter waren in Vergessenheit geraten, vor allem der Bedeutung vieler Gemüsesorten in der Heilkunde schenkte man überhaupt keine Beachtung mehr. Gemüse gehörten nur noch in die Küche.

Natürlich war mir auch damals schon klar, daß man die Erkenntnisse der einstigen Heilkunde vom modernen Standpunkt aus sehr kritisch betrachten mußte, besonders was die außerordentlich vielfältigen Anwendungsmögichkeiten betraf. Aber je tiefer und intensiver ich mich in den ganzen Komplex hineinarbeitete, umso deutlicher stellte ich fest, daß die Indikationen (Heilanzeigen) unserer Urväter mit den heute noch gültigen durchaus übereinstimmten.

Nach dem ersten Lehrjahr teilte mir mein Chef mit, daß er sich entschlossen habe, die Adler-Apotheke aufzugeben und sich anderen Aufgaben zu widmen.

Er empfahl mir, meine Lehrzeit bei seinem Freund, Dr. Stülcken in Lübeck fortzusetzen. Ich war alles andere als begeistert. Denn ich hatte den Schwarzwald liebgewonnen, der Norden Deutschlands war mir völlig fremd. Aber mein Glück begleitete mich auch dorthin: in Lübeck fand ich ganz ähnlich harmonische Verhältnisse wie ich sie in Freudenstadt verlassen mußte. Mein neuer Chef, ein Freund der schönen Künste, war mehr Musiker als Apotheker und ließ mich völlig selbständig arbeiten. Sein Sohn, wenig jünger als ich, wurde ein guter Freund und begeisterter Wanderkamerad.
Das kam vor allem meinem Herbarium zugute.
Mein Herbarium! Zuerst mein ganzer Stolz, dann eine herbe Enttäuschung.

### *... und einmal Enttäuschung*

Nach Abschluß meiner Lehrzeit mußte ich nämlich ein ziemlich strenges Assistentenexamen ablegen und dabei ein selbst angelegtes Herbarium vorzeigen.
Dank meiner Wanderlust und meines Interesses an Pflanzen schwoll meine Sammlung gar mächtig an. Zur Zeit des Examens bestand sie aus nicht weniger als 775 verschiedenen Drogen. Sie war so voluminös, daß ich allein sie gar nicht zur Prüfung hätte schleppen können. Also engagierte ich einen Dienstmann, der 5 große Pakete in den Prüfungsraum wuchtete und sie den Prüfern vor die Nase stellte. Nie werde ich deren erstaunte Augen vergessen. Sie müssen so überwältigt gewesen sein, daß sie beschlossen, sich überhaupt nicht um meine stolze Sammlung zu kümmern. Keiner machte auch nur den Versuch, eine einzige Kordel von einem Paket zu lösen. Das umfangreiche Gepäck war einfach Luft für sie.

Meine Enttäuschung war grenzenlos. Zwar bestand ich mein Examen besser als ich zu hoffen gewagt hatte, aber auch ich schnürte keines der Pakete je wieder auf. Ich ließ sie vom Dienstmann wegschaffen und verkaufte das Herbarium sofort an einen pensionierten Lehrer. Ich wollte nichts mehr damit zu tun haben ...

### *Studium zwischen Billionen und Botanischem Garten*

Nach dem vorgeschriebenen Assistentenjahr, das ich in einer Eisenacher Apotheke absolvierte, stand ich vor der schwierigen Entscheidung: Wo sollte ich studieren? Meine Chefs, die meine Liebe zu Pflanzen inzwischen kennengelernt hatten, rieten zu Berlin oder München. Beide Universitäten verfügten über hervorragende botanische Institute und über ebensolche Professoren.
Ich entschied mich für München. Denn da ich mein Studium allein finanzieren mußte, schien mir München gute Möglichkeiten für einen Nebenverdienst zu bieten. Deutschlands Finanzen waren total zerrüttet – die Inflation hatte ihren Höhepunkt erreicht. Als ich – zum Beispiel – am letzten Tag der vorgeschriebenen Frist mein Studiengeld für das erste Semester einzahlte, da waren die gesamten Gebühren nicht mehr wert als ein Brötchen.
Die Milliarden und Billionen, die ich zum Leben brauchte, verdiente ich mir entweder als Aushilfe in einer Apotheke, als Arbeiter im Steinbruch oder als »Römischer Legionär«! Filmkomparserie ist ja noch heute ein begehrter Studentenjob. Ich wirkte deshalb öfter in Münchens Filmstadt Geiselgasteig mit, einmal als Legionär in dem Film »Kampf um Rom«. Und wenn ich dann den ganzen Tag schreiend, wild gestikulierend

und auf meinen Schild einschlagend ein ums andere Mal die Festung erstürmt hatte, dann bestand die Gage in einem warmen Essen in der Filmkantine und einer Aktentasche voll Geld.

Und diese Tasche voller großer Scheine war schuld, daß ich am Abend immer noch nicht zur Ruhe kam. Denn nun mußte ich wiederum losstürmen, diesmal zu irgendeiner Zenzi, und die astronomischen Geldsummen in Biermarken umtauschen. Die waren nämlich damals die einzige einigermaßen stabile Währung. Solche Geschichten hören sich heute lustig an. Sie waren es aber nicht. Ich habe sie immer nur als lästig empfunden. Man mußte rennen, um zu Geld zu kommen, man mußte schneller rennen, um es wieder loszuwerden. Und dieses ständige Jagen nach dem Geld hielt mich ab von den Dingen, die mich wirklich interessierten.

Wieviel lieber verbrachte ich meine freien Stunden im neuen Botanischen Garten in Nymphenburg! Dort konnte ich lebende Pflanzen beobachten, konnte viele Gespräche führen mit den Gärtnern und lange Diskussionen mit den technischen Assistenten. Und schließlich auch das eine wichtige und so verheißungsvolle Gespräch mit Geheimrat Goebel, Professor für Botanik an der Universität München.

Denn eines Tages sprach er mich im Botanischen Garten an: »Sie sind mir aufgefallen, ich sehe Sie ziemlich häufig hier.« Ich ergriff diese günstige Gelegenheit beim Schopfe: Als Apotheker – so erklärte ich ihm – interessiere ich mich besonders für Heilpflanzen. Vor allem aber beschäftige mich die Frage, ob die frische Pflanze nicht der handelsüblichen trockenen Droge in ihrer Heilwirkung überlegen sei. Der Geheimrat guckte mich erstaunt an. Wie gesagt: dieser Gedanke war damals noch recht unüblich. Aber Professor Goebel schien interessiert. Zwar wies er mich daraufhin, daß für diese Frage die Pharmakognosie zuständig sei und nicht die Botanik, aber er fügte hinzu: »Kommen Sie nach dem Staatsexamen noch einmal zu mir. Dann können wir weiter über Ihre Probleme reden.«

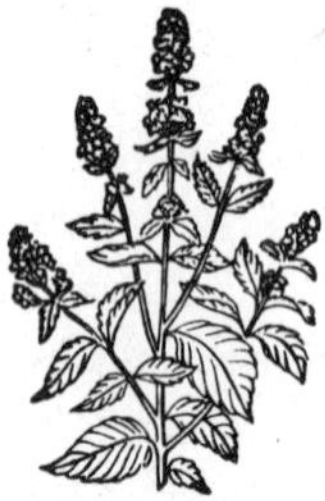

*Salbei (Salvia officinalis)*

Dazu sollte es dann nicht kommen. Als ich ein halbes Jahr danach das Staatsexamen bestanden hatte, war Geheimrat Goebel plötzlich verstorben. Sein Nachfolger hatte überhaupt kein Verständnis für meine Gedanken. Er bot mir stattdessen eine Doktorarbeit über die Alkaloide einer mir völlig unbekannten südamerikanischen Droge an, für die ich nun wiederum nicht das geringste Interesse aufzubringen vermochte. Diese Arbeit hätte wenigstens zwei Jahre Zeit gekostet und mich außerdem weit weg geführt von meinen eigentlichen Plänen.

Ich versuchte es noch einmal in Erlangen. Aber auch dort kam ich mit meinen Vorschlägen nicht an. Mein Dickkopf kam hier wieder zum Zuge: Ging es nicht so, dann mußte es eben anders gehen!

Zunächst war ich natürlich doch betroffen darüber, daß ich nun nicht promovieren konnte. Aber die

Ablehnung meines Themas war eins von diesen scheinbaren Mißgeschicken, die sich später als Glück erwiesen: eine Doktorarbeit hätte mich viel Zeit, viel Energie gekostet.
So war ich frei, das Anfangskapital für mein Unternehmen zu verdienen.

### *Die Überlegenheit der frischen Pflanze*

Meine Pläne hatten bereits feste Formen angenommen: Da ich bis zur Approbation als Apotheker zwei Jahre Praxis nachweisen mußte, nahm ich das Angebot eines Freundes an, in seiner Nürnberger Apotheke zu arbeiten. Daß diese über ein modern eingerichtetes Labor verfügte, war mir natürlich nur recht. Hier konnte ich die notwendigen Versuche mit der Frischpflanze durchführen. Ich stellte mir einen exakten Arbeitsplan auf: In zwei Jahren wollte ich selbständig sein.
In Freundes- und Kollegenkreisen diskutierten wir oft über meine Probleme. Und oft begegnete ich der größten Skepsis. Nicht, weil man meine Überlegungen als unrichtig abtat, sondern weil man ihnen in der Hochblüte einer fast allmächtigen Chemie keinerlei Zukunftschancen einräumte. Klopfte mir doch noch zehn Jahre später ein befreundeter Arzt wohlmeinend auf die Schulter: »Schoenenberger, ich kann Ihnen nur den einen Rat geben, investieren Sie nicht alles in Ihre Pflanzensäfte. In ein paar Jahren redet kein Mensch mehr davon.«
Aber ich setzte meinen Kopf durch: Ich bestärkte mich selbst in der Überzeugung, daß eine Reform der Kräuterheilkunde notwendig sei – und zwar über die frische Pflanze.

## *Ein klassischer Beweis*

Ich erinnere mich noch genau an eine eindrucksvolle Vorlesung in der pharmazeutischen Chemie über das Morphium. Das war im Jahre 1924. Alle Welt feierte noch die Entdeckung dieses gewaltigen schmerzstillenden Mittels. Der Apotheker Sertürner hatte unter den 12 Alkaloiden des Opiums das Hauptalkaloid Morphin nachgewiesen. Von den anderen 11 zeigten einige, wie etwa das Kodein, ebenfalls bestimmte Wirkungen, andere überhaupt keine. Also isolierte man das Hauptalkaloid und wandte das reine Morphin an. Die verheerenden Folgen der Morphiumsüchtigkeit sind nur allzu bekannt. Erst viel später stellte man fest, daß die scheinbar wirkungslosen Alkaloide eine große Bedeutung hatten. Wenn man nämlich sämtliche Stoffe des Opiums anwandte, also die wirksamen und die unwirksamen zusammen, dann ergaben sie zwar den gleichen schmerzstillenden Effekt, aber die Gefahr der Süchtigkeit wurde herabgemindert.
Ein klassischer Beweis dafür, daß die Natur in ihren Pflanzen ein gewisses Gleichgewicht herstellt.

## *Ein Großversuch mit Hagebutten*

Viele Jahre später, im II. Weltkrieg, konnte ich einen ähnlich überzeugenden Beweis erbringen. Die deutsche U-Boot-Flotte verhalf mir dazu. Es ging um das inzwischen so populär gewordene Vitamin C.
Eines Tages erschienen bei mir drei Offiziere des Oberkommandos der Kriegsmarine mit einem seltsamen Anliegen: Ob wir in der Lage seien, größere Mengen eines Hagebuttentranks mit einem bestimmten Vitamin-C-Gehalt herzustellen? »Wir könnten schon«, erwiderte ich, »aber wo kriegen wir soviel Hagebutten her?«

»Die liefern wir Ihnen in ausreichender Menge,« versprachen die Herren.
Was hatte denn die Kriegsmarine mit Hagebutten zu tun?
Auf den U-Booten, die ja oft monatelang unterwegs waren, hatte man bis dato zur Verhinderung der alten Seemannskrankheiten, die schon Kolumbus einst plagten (Vitaminmangelerscheinungen), reines Vitamin C in synthetischer Form verabreicht. Das brachte zwei unangenehme Folgeerscheinungen mit sich: Die Soldaten bekamen erstens ein juckendes Ekzem um den Mund herum und zweitens übermäßigen Durst. Beides lästig, beides machte die Besatzungen nervös und reizbar, zumal ja auch auf U-Booten nicht unbegrenzte Mengen an Trinkwasser zur Verfügung standen.
Hier sollte nun die Hagebutte helfen. Und das vermochte sie auch.
Diese Wildfrucht ist eine unserer größten Vitamin-C-Träger. Aber nicht nur dieser Reichtum zeichnet sie aus. Ihre zunächst unbegreifbare Überlegenheit über das synthetische Vitamin C, ihre viel günstigere Wirkung auf den menschlichen Organismus verdankt sie der naturgegebenen Harmonie aller ihrer Wirkstoffe,

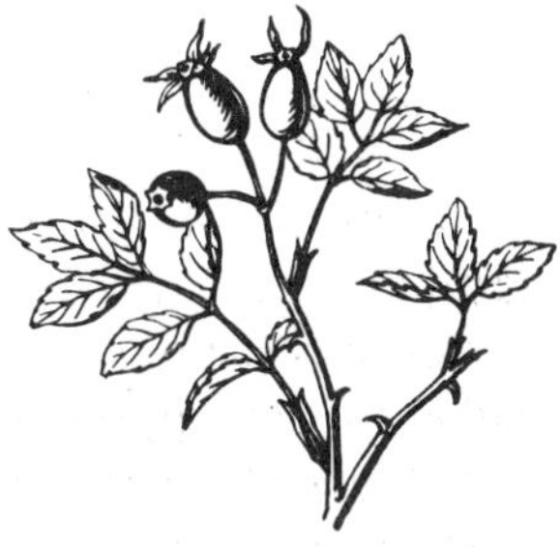

*Hagebutte (Rosa canina)*

speziell dem Zusammenwirken mit den anderen in ihr enthaltenen Vitaminen A, $B_1$, $B_2$, E, K und P.

Der Großversuch Kriegsmarine verlief denn auch außerordentlich günstig: Der Hagenbuttensaft deckte vollständig den Vitamin-C-Bedarf der Matrosen. Die üblen Nebenerscheinungen blieben fortan aus.

Außerdem gab es einen weiteren erfreulichen Begleitumstand: Die Marine hielt Wort. Wir bekamen Hagebutten in so reichlicher Menge, daß wir einen Teil des hergestellten Saftes abzweigen und Kinderheimen und Krankenhäusern zur Verfügung stellen konnten.

Gar so neu allerdings war die Idee der Herren von der Kriegsmarine nicht. Hippokrates, der berühmte griechische Arzt mit dem berühmten Eid, lobte diese Frucht schon runde 2500 Jahre vorher als entzündungswidriges Mittel; das Mittelalter pries ihre »wundertätige Wirkung« bei Bluthusten – kurz, die alten Kräuterkundigen wußten bereits genau, was wir heute durch wissenschaftliche Einblicke erhärtet haben: die Hagebutte ist eine hochwertige, natürliche Hilfe bei allen Vitamin-C-Mangelzuständen wie Frühjahrsmüdigkeit oder nach fieberhaften Erkrankungen.

Ich selbst war über dieses positiv verlaufene Großexperiment sehr glücklich. War es doch eine schöne Bestätigung meiner Arbeit mit der Pflanze. Was sonst hätte ihre Überlegenheit besser, glänzender beweisen können?

### *Mensch und Pflanze sind Ur-Verwandte*

Um die innige Verbindung zwischen Mensch und Pflanze richtig würdigen zu können, muß man einen weiten Blick zurückwerfen: etwa 2 Milliarden Jahre zum Anfang allen Lebens auf unserer Erde. Damals

existierten nur einzellige Wesen, zu keiner Art zuzuordnen, weder zum Pflanzen- noch zum Tierreich. Aber im Laufe der Zeiten zweigten sich von diesen Urwesen zwei große Entwicklungen ab: eine führte zu den Pflanzen, die andere zu den Tieren, schließlich zum Menschen. Diese »Urverwandschaft« ist heute noch an vielen Beispielen nachweisbar.
Deshalb ist es auch kein Zufall, daß der Pflanzensaft (was den Mineralgehalt angeht, aber auch die Farb- und Wuchsstoffe) unserem Blut geradezu verwandt ist. Müssen sie doch beide die gleiche Aufgabe erfüllen: die Verteilung der Nähr- und Wirkstoffe. Aus dieser großen urgeschichtlichen Perspektive wird auch verständlich, daß die Säfte der frischen Pflanze so viele Stoffe in sich bergen, die seit jeher zur Erhaltung des menschlichen Lebens notwendig gewesen sind. Bei den Nährstoffen ist uns dieser Zusammenhang ganz selbstverständlich. Schließlich besteht ja unsere gesamte Nahrung aus Pflanzen. Ja, unsere *gesamte*, denn die Tierprodukte, die wir zu uns nehmen wie Fleisch, Milch und Eier stammen ja letztlich auch nur von der pflanzlichen Ernährung der betreffenden Tiere ab.
Nun hat sich durch jahrtausendelange Erfahrungen gezeigt, daß in bestimmten Pflanzen nicht nur Nährstoffe vorhanden sind, sondern auch und vor allem Heilstoffe. Aber diese Heilkonzentration, die die Natur geschaffen hat, ist in der unverbildeten Form tatsächlich nur in der frischen Pflanze enthalten.

### *Warum ist die frische Pflanze überlegen?*

Im Alltag beantworten wir uns die Frage selbst ohne langes Grübeln: Wer greift denn nicht instinktiv lieber zum knackigen, frischen Apfel als zu Trockenobst?

Bedingt durch den besonderen Quellzustand des Plasmas in jeder Zelle herrscht in den frischen Pflanzen und Gemüsen ein anderes, viel günstigeres Lösungsverhältnis als in den getrockneten. Wasserverlust bedeutet Welken. Und Welken bedeutet Zerstörung des Lebensgefüges. Der ursprüngliche Zustand kann ja auch nicht wieder hergestellt werden. Das wissen wir auch aus der Küche: Aus Trockenpflaumen werden nie mehr saftige »Bühler«.
Tatsächlich ist die frische Pflanze eine einmalige harmonische »Spezialität«, eine biologische Einheit. In ihrer Gesamtheit *ist* sie etwas anderes und sie *wirkt* auch ganz anders als eine getrocknete Droge – und erst recht als ein chemisches Produkt.
Aber das mußte alles erst einmal bewiesen werden.

### *. . . was zu beweisen war*

Dazu benutzte ich meine Nürnberger Zeit. Das Labor der Apotheke war wie geschaffen dafür, meine wissenschaftlichen Versuche durchzuführen – die Umgebung

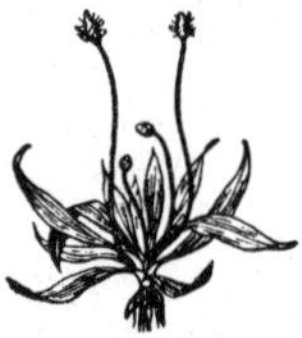

*Spitzwegerich (Plantago lanceolata)*

geeignet, die nötigen Kräuter und Pflanzen zu finden. Also schulterte ich in jeder freien Stunde meinen Rucksack, schwang mich aufs Rad und fuhr hinaus auf die Suche nach »Rohstoff«. Noch in derselben

Nacht verarbeitete ich die frischgepflückten Pflanzen zu Saft – ich zerkleinerte sie und preßte sie auf einer Handpresse aus. Vorher hatte ich – zum Vergleich – bereits einen Auszug der trockenen Droge mit Wasser und einen zweiten mit 70%igem Alkohol hergestellt. Also Tee und Tinktur, zwei der gebräuchlichsten Zubereitungsarten. Alle drei Präparate untersuchte ich nun auf ihren Gehalt an Inhaltsstoffen. Und zwar bei folgenden Pflanzen: Wermut, Weißdornblätter mit -blüten, Spitzwegerich, Schafgarbe, Löwenzahn, Johanniskraut mit Blüten, Huflattich, Gänsefingerkraut, Brennessel und Bärlauch.
Das Ergebnis war eindeutig, aber selbst für mich, der ich doch dem frischen Preßsaft schon längst eine Sonderstellung einzuräumen bereit war, noch überraschend, ja, überwältigend: Der Sieg des Preßsaftes über die trockene Droge war vollkommen! Die Tabelle auf der nächsten Seite zeigt die Ergebnisse im Detail. Dort läßt sich einwandfrei ablesen, daß im Zellsaft sämtliche Stoffe erhalten sind, meist sogar in der natürlichen Form, während die getrocknete Droge Verluste oder Veränderungen hinnehmen muß. Diese Tabelle mag sich nüchtern lesen. Für mich war sie damals wie ein Fanfarenstoß, aufregend und anregend zugleich: Ich war auf dem richtigen Wege. Es lohnte sich weiterzumachen – aller Skepsis zum Trotz.
Daneben hatte ich nie aufgehört, alle nur erreichbaren Kräuterbücher weiterhin intensiv zu durchforsten. Und immer wieder stieß ich auf diesen seltsamen Umstand, der mich schon als Lehrling in Freudenstadt stutzig gemacht hatte: Warum dachte denn keiner mehr an die Gemüse? Da stand es doch schwarz auf weiß, wie geschätzt sie einstmals als Heilmittel waren, wie erfolgreich, wie unentbehrlich.

*Übersicht an Inhaltsstoffen von Pflanzen*

## Tee und Tinktur im Vergleich zum Preßsaft

| | Tee | Tinktur | Preßsaft |
|---|---|---|---|
| Eiweiß | wenig vorhanden | nicht vorhanden | in natürlicher Form vorhanden |
| Zuckerarten | verändert vorhanden | verändert vorhanden | in natürlicher Form vorhanden |
| Farbstoffe | verändert vorhanden | verändert vorhanden | vorhanden |
| Bitterstoffe | verändert vorhanden | vorhanden | in natürlicher Form vorhanden |
| Stärke | kaum vorhanden | – | in natürlicher Form vorhanden |
| Gerbstoffe | verändert vorhanden | verändert vorhanden | in natürlicher Form vorhanden |
| Ursprüngl. »biologisches« Wasser | – | – | vorhanden |
| Mineralstoffe | zum Teil vorhanden | kaum vorhanden | vorhanden |
| Ätherische Öle | kaum vorhanden | zum Teil vorhanden | vorhanden |
| Vitamine | wenig vorhanden | nicht bekannt | vorhanden |
| Spurenelemente | wenig vorhanden | nicht bekannt | vorhanden |

Redete doch schon der große Hippokrates (460–377 vor Christus) den alten Griechen ins Gewissen mit jenem klugen Satz, der ihn so berühmt machte wie sein Eid: »Eure Nahrungsmittel sollten Heilmittel, und eure Heilmittel sollten Nahrungsmittel sein.«
Auf seinen und anderen Spuren wandelnd machte ich mich während meiner Nürnberger Jahre auch an die Untersuchung jener Gemüsearten, denen in früheren Epochen heilende Wirkung zugesprochen wurde.

| Ich untersuchte | und fand |
|---|---|
| Rote Bete | einen hohen Mineralgehalt, sowie einen außerordentlich interessanten wichtigen Farbstoff |
| Bohnen | in der Schale Phaseolin und Phaseol, zwei medizinisch wichtige Wirkstoffe |

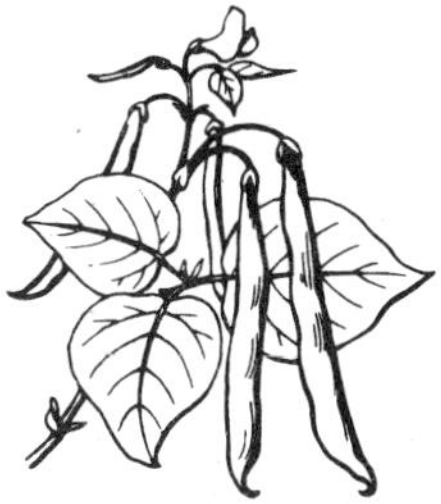

*Bohne (Phaseolus vulgaris)*

| | |
|---|---|
| Knoblauch | vor allem das Lauchöl mit seiner entgiftenden Wirkung |
| Möhre | Reichtum an Eisen- und Mineralstoffen, dazu Karotin (Vorstufe zum Vitamin A) |
| Schwarzrettich | hohen Raphanol- und Mineralstoffgehalt |

| | |
|---|---|
| Sellerie | Kaliumreichtum, ätherische Öle als Nervenanreger |

Nach diesen Voruntersuchungen war es für mich klar: Zu einer Frischpflanzentherapie, wie sie mir vorschwebte, wie sie mir vor allem zur Reform der Naturheilkunde wichtig und richtig erschien, mußten die vergessenen Gemüse zu den Kräutern dazukommen. Nun war es also soweit: Eine Idee konnte sich realisieren.

# Wenn eine Idee Wirklichkeit wird

Aber dann kam alles doch ganz plötzlich, überraschend und schnell. Fast zu schnell.
Ich war ja selbst etwas irritiert, als ich mich spontan sagen hörte: »Dann werde ich mal versuchen, dieses Problem zu lösen.«
Es war beim Nachmittagstee. Ich war von Nürnberg nach Stuttgart zurückgekehrt und wohnte wieder im Hause meiner Mutter. Mein Stiefvater war inzwischen verstorben. Häufiger und gern gesehener Gast bei uns war der bekannte Naturheilkundige Hermann Müller. Drei Dinge hatte dieser interessante Mann: eine ausgedehnte Praxis, was man schon daran erkennen mag, daß bei ihm nicht ein Wartezimmer gerammelt voll war, sondern gleich zwei;
die feste Überzeugung, daß die Pflanze das edelste aller Heilmittel ist;
und an diesem Nachmittag ein großes Problem.
Mit dicken Sorgenfalten war er erschienen und hatte von einem Mißgeschick berichtet: Eine Sendung frisch abgefüllter Pflanzensäfte, in seiner Praxis hergestellt für auswärtige Patienten, war nur noch als leere Flaschen und feuchtes Einwickelpapier bei den Adressaten angekommen.
Mir war sofort klar, was da passiert war: Unterwegs waren die Säfte in Gärung geraten, hatten die Verschlüsse gesprengt, der Saft war ausgelaufen. Und als Müller nun reichlich ratlos dreinblickte: »Die Säfte zu verordnen – das ist ja einfach. Aber wie kriegt man sie frisch und unverdorben hin zu den Patien-

ten?« – da sprach ich das große Wort gelassen aus: »Ich werde das für Sie machen.«
Damit waren die Würfel gefallen. Ich selbst hatte mich dazu gebracht, unverzüglich von der Theorie zur Praxis zu kommen.

### *Es begann in Mutters Küche*

Und schon stand ich mittendrin in einer Fülle von Problemen, die sofort und alle zugleich auf mich einstürmten: Die Frage der Rohstoffbeschaffung, der Verarbeitung der Pflanzen. Dann das Problem, an dem Hermann Müller gescheitert war: die Haltbarmachung der Säfte. Ich hatte da ein eigenes spezielles Verfahren entwickelt, das sich nun aber erst einmal bewähren mußte. Deshalb behielt ich die Säfte in Quarantäne, das heißt, ich hielt sie über mehrere Wochen zur Beobachtung zurück, um ihre Haltbarkeit und ihre Inhaltsstoffe überprüfen zu können. Schließlich ging es noch um die Fragen der Flaschen, der Etikettierung, der Gebrauchsanweisung, der Lagerung. Schließlich um die der Finanzen. Später kamen dann Werbung, Preise, Verkauf hinzu.
Ich stürzte mich kopfüber in die Arbeit. Mutters Küche wurde meine kleine Saftfabrik: Das Spülbecken zum Waschen der Pflanzen, ein großer Fleischwolf zum Zerkleinern, eine Handpresse zum Ausdrücken, der Herd zum Sterilisieren und der Brotschrank für die Quarantäne. Die geräumige Veranda wurde kurzerhand zum Lagerraum für fertige Säfte und Verpackungsmaterial umfunktioniert. Überall sah es fürchterlich aus.
Nur meine Mutter, stets allen meinen Passionen wohlwollend zugetan, schien dieses Tohuwabohu in ihrer Wohnung zu genießen: endlich war mal etwas los!

Denn es mußte schon einiges passieren an jedem einzelnen Tag, wenn dieser winzige Betrieb überhaupt in Schwung kommen sollte: Morgens gegen 6 Uhr zog ich mit zwei engagierten Kräutersammlern (Stundenlohn 70 Pfg.) mit Fahrrad und Leiterwagen hinaus in die Natur zu den Standorten der jeweiligen Pflanzen.

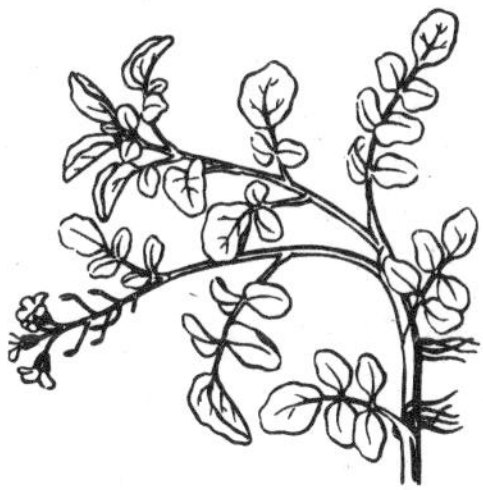

*Brunnenkresse (Nasturtium officinale)*

Mittags zurück. Denn bereits am selben Nachmittag mußten sie verarbeitet, abends der Saft in die Flaschen abgefüllt sein. Die halbe Nacht verstrich dann für die restlichen Arbeiten: Schreibereien, Verpackung, Versand. Und am nächsten Morgen um 6 das gleiche wieder . . . Leicht war die Zeit nicht – für alle Beteiligten. Nebenbei arbeitete ich auch noch als Aushilfe in einer Stuttgarter Apotheke. Bestimmt nicht aus Spaß oder wegen überschüssiger Energien, sondern um des Geldes willen. Denn mein Anfangskapital, die Ersparnisse aus der Nürnberger Zeit, war ja nicht besonders üppig. Wollte ich die Produktion von Frischpflanzensäften überhaupt über die ersten Hürden bringen, mußte ich etwas dazu verdienen.
Das einzige Problem, das ich damals nicht hatte, waren Absatzschwierigkeiten. Im Gegenteil: Hermann Müller und bald auch zwei weitere Heilpraktiker ver-

ordneten mehr Säfte als ich herzustellen vermochte. Außerdem bezahlten sie bar – was ja in meiner Situation auch nicht zu unterschätzen war.
So stand ich denn in der mütterlichen Küche in all dem Wirrwarr und den Schwierigkeiten des Anfangs. Aber ich stand nicht allein. Neben mir das Mädchen, das meine Frau werden sollte.

### *»Bei der 1000. Flasche heiraten wir«*

Bereits in Nürnberg hatte ich Hildegard kennengelernt. Sie war die Schwägerin eines Chirurgen, Stabsarzt bei der damaligen Reichswehr, Bundesbruder von mir, in dessen Haus ich viel verkehrte. Dort traf ich im November 1924 die junge Pfälzerin, und wir verstanden uns prächtig. Ich konnte ihr gleich von meinen Plänen erzählen, von meiner Liebe zu Pflanzen, von meiner Idee. Und dieses Mädchen aus Kaiserslautern, Tochter eines Landgerichtsdirektors, vorher nie mit solchen oder ähnlichen Überlegungen beschäftigt – sie verstand mich, sie interessierte sich für die Dinge, die mir so sehr am Herzen lagen.
Nach wenigen Tagen mußte sie wieder abreisen. Schade. Aber in diesem Winter ertappte ich mich immer wieder dabei, wie lieb mir doch der Gedanke war, daß Hildegard zum Faschingsfest unserer Corporation im Februar wiederkommen werde.
Sie kam als reizendes bayrisches Dirndl. Ich ging als langer, dünner Pierrot. Es war ein ausgelassenes Fest. Wir waren lustig und vergnügt – mehr nicht. In den ersten Morgenstunden brachen wir auf. Es war eine wundervolle Nacht, viel zu schön, um ein Taxi zu nehmen. Und erst als ich einen Heimweg zu Fuß vorschlug – und das war immerhin eine gute Stunde – und als das Dirndl an meiner Seite strahlend nickte –, da

passierte es. Mein Bundesbruder stieg in seinen Dienstwagen und hielt uns wohl für ein bißchen verrückt. Vielleicht waren wir es – aber auf diesem nächtlichen Heimweg verliebten wir uns ineinander.
Wir wollten bald heiraten.
Doch die finanziellen Verhältnisse sprachen dagegen. Mein Bundesbruder und Schwager in spe war empört: Ich hatte nichts, ich war nichts – jedenfalls in seinen Augen. Ich solle wenigstens eine Apotheke aufmachen oder die Position als Betriebsleiter annehmen, die er mir mit seinen Beziehungen verschafft hatte. Aber ich winkte mit großzügiger Geste ab. Unsicherheit im bürgerlichen Sinn, finanzielle Einschränkungen, Risiken – das alles machte mir überhaupt nichts aus. Ich hatte meine Idee, ich hatte die Natur zum Verbündeten – was also sollte mir schon passieren? Außer meinen Plänen hatte nichts mehr Platz in meinem Leben. Selbst meine Braut, die mich eher noch drängte als hemmte, seufzte manchmal: »Sag mal, kannst du denn nicht ein einziges Mal von etwas anderem reden?« Seit den Anfängen im mütterlichen Haushalt arbeitete Hildegard mit mir zusammen. Sie kam oft tageweise nach Stuttgart, um für mich die Schreibarbeiten zu erledigen. Eines Tages – es war ein mieser Tag, denn die Bank hatte mir gerade wegen nicht vorhandener Sicherheiten einen Kredit abgeschlagen – kam sie und hielt mir ein schmales Büchlein hin – ihr Sparbuch. Alles Geld, das sie sich in vielen Jahren und bestimmt nicht ohne Müh erspart hatte, stellte sie mir für den Ankauf neuer Maschinen zur Verfügung. Diese Geste rührte mich tief. Ich nahm sie in die Arme: »Bei der 1000. Flasche heiraten wir!«
In Mutters Küche konnte ich nicht länger arbeiten. Es war doch zu eng, zu primitiv. Ich mietete geeignete Betriebsräume in Stuttgart-Bad Cannstatt und meldete

im Februar 1927 meinen Betrieb beim Handelsregister an.

Hildegard übernahm neben vielen anderen Arbeiten auch die Buchführung. Da konnte sie gleich die fertigen Flaschen genau nachzählen . . .

### *So streng sind da die Maßstäbe*

Von Anfang an stellte ich höchste Anforderungen an die Herstellung der Pflanzensäfte, denn sollten sie als Heilmittel eingesetzt werden, waren die besten und strengsten Grundsätze gerade gut genug:

1. Die Pflanzen müssen so frisch wie möglich verarbeitet werden, damit der Gesamtreichtum der Zelle für die Therapie bewahrt bleibt.
2. Bei der Verarbeitung müssen alle Fremdeinflüsse ausgeschaltet werden. Das bedeutet: Peinlichste Sauberkeit und größte Beschleunigung bis zur Abfüllung.
3. Die Pflanzen müssen vom Boden her gesund sein. Das heißt: gewissenhafter biologischer Anbau, frei von allen chemischen Dünge- und Schädlingsbekämpfungsmitteln.
4. Von großer Bedeutung ist die Wahl der richtigen Erntezeit, nämlich jener Moment, da der Zellsaft der Pflanze die meisten Wirkstoffe enthält. Dieser Zeitpunkt ist bei jeder Pflanze verschieden und mußte – da darüber keinerlei Literatur vorhanden war – erst erforscht werden.
5. Vielfältige, strenge Laborkontrollen, von der Bodenbeschaffenheit über sämtliche Produktionsstufen bis hin zur bereits fertiggestellten Ware, werden peinlich genau eingehalten.

Die Maßstäbe müssen so streng sein, sonst muß man sich auf böse Überraschungen gefaßt machen.

Eine der bösesten habe ich einmal in Zürich erlebt: Der Trend zu frischem Möhrensaft war geradezu modern geworden, die Nachfrage gestiegen. Da ging ein Schweizer Kaufhaus daran, vor seinem Eingang frischen Möhrensaft pressen zu lassen und ihn dem vorbeiflanierenden Kaufpublikum anzubieten. Ein Haufen gewaschener Wurzeln, eine Zerkleinerungsmaschine und eine Presse, aus der der schöne rote Saft floß und floß. Denn die Kauflust war groß. Hatte

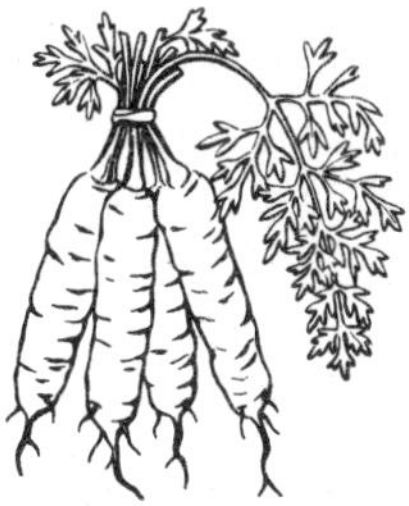

*Möhre (Daucus carota)*

man doch mit eigenen Augen gesehen, daß der Saft ganz frisch gepreßt war. Und preiswert war er obendrein. Man konnte also Gesundheit getrost nach Hause tragen. Natürlich sah ich mir den ganzen Vorgang genau und kritisch an: Die Möhren waren gesäubert, der Saft sah gut aus – ich konnte nichts Bedenkliches entdecken.

Umso weniger traute ich meinen Augen, als ich nach wenigen Wochen in der Zeitung solche Schlagzeilen las: Schwere Vergiftungen durch Möhrensaft! Kinder in Lebensgefahr!

Ich ging der Sache nach· Die Möhren stammten aus einem gedüngten Feld, waren nicht so sorgfältig gereinigt, daß nicht doch mit kleinen Schmutzresten einige Kolibakterien in den Saft gelangt waren. Das wäre nicht einmal so tragisch gewesen. Aber wenn man nun diesen Saft auch nur über eine kleine Weile stehen ließ, dann vermehrten sich diese Kolibakterien um das Millionenfache und verursachten ernsthafte Vergiftungserscheinungen.

Ein sehr eindringlicher Beweis, daß jeder, der Pflanzensäfte herstellt – und sei es für den eigenen Bedarf – auf größte Sorgfalt achten muß. Ich betone immer wieder, ich sage jedem, der es nur hören mag: Der beste und billigste Saft ist der, den man sich selbst auspreßt. Aber dann bitte genau die gleichen Grundsätze einhalten wie ich:

*Einwandfreier Anbau bzw. Standort* (zum Beispiel sind Pflanzen rechts und links der Autobahn gewißlich nicht geeignet),

*Verwendung von frischen Pflanzen* (Möhren, Kartoffeln, Sellerieknollen, die schon wochenlang lagern, haben bereits viele wichtige Inhaltsstoffe eingebüßt),

*Peinliche Sauberkeit* und größte Schnelligkeit bei der Herstellung.

Und dazu noch diese wichtige Regel: *Sofortiger Verzehr!*

### *Ein Unglück kommt selten allein*

Auch bei mir kamen gleich zwei hintereinander.

Das erste tauchte auf im Jahre 1927 in Gestalt eines Vertreters. Auch dieser Herr mit flinker Zunge hatte von meinen Plänen und meinen Aktivitäten gehört und pries mir nun eine »ganz fabelhafte Filteranlage« an – genau richtig für meine Frischpflanzensäfte. Abgesehen von dem Umstand, daß ich gar kein Geld dafür hatte – ich hätte diese Anlage sowieso nicht gekauft. Denn bei Voruntersuchungen hatte ich fest-

stellen müssen, daß bei einer Filterung wichtige Stoffe im Filter zurückbleiben und so dem Saft verlorengehen. Und das war ja genau das, was ich *nicht* wollte!
Der Vertreter ging zu einem anderen Interessenten. Der griff zu. So mußte ich miterleben, wie mir gleich nebenan ein potenter Konkurrent erwuchs. Nein, Konkurrenz im wirklichen Sinne war es natürlich nicht. Denn dieses Unternehmen wollte lediglich gut verkäufliche Gemüsesäfte auf den Markt werfen. Mit meiner Idee von einer modernen Frischpflanzen-

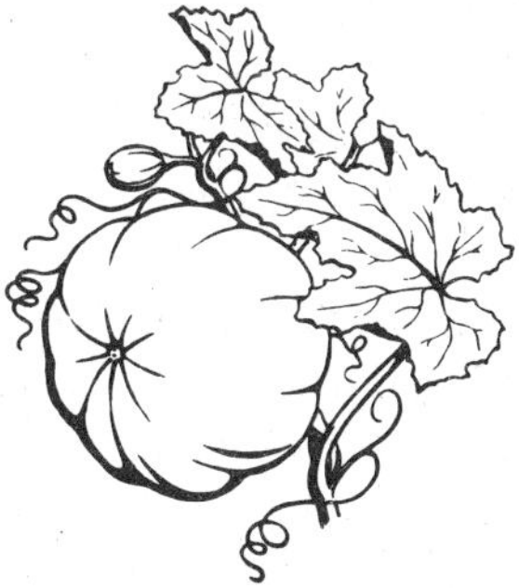

*Kürbis (Cucurbita pepo maxima)*

therapie hatte das nichts zu tun. Und dennoch: die anderen hatten die Mittel, die Maschinen und die Räume, hatten einen reibungslos funktionierenden Vertriebsapparat und die Möglichkeit einer starken Werbung.
Jeden Tag mußte ich an diesem Betrieb vorbeigehen. Jeden Tag mußte ich bemerken, wie es dort aufwärts ging. Einmal sagte denn auch noch ein Vertreter zu mir: »Schoenenberger, hören Sie doch auf! Das machen wir jetzt!«
Es war alles recht deprimierend. Bis zu dem Tag, an dem der Telefonanruf kam. Der Chef des Güter-

bahnhofs, der mich recht gut kannte, rief mich an: »Wir haben hier eine Ladung Tomaten. Die stehen hier schon ein paar Tage herum und scheinen nicht mehr ganz frisch zu sein.« Sofort radelte ich los. Aber ich konnte nur noch den totalen Verderb der Tomaten feststellen. Die Brühe lief unten aus dem Waggon schon heraus. Adressat war mein Konkurrent. Irgendetwas mußte da passiert sein! Ich kam hin, sah und wußte, daß ich gesiegt hatte: Der ganze Keller stand unter Saft, alle Tanks waren explodiert. Die Ursache konnte ich nur ahnen: es mußten Probleme der Haltbarkeit gewesen sein.

Aber keiner wird mir verdenken, daß ich mich doch ziemlich erleichtert fühlte ...

Der zweite Rückschlag war härter. Diesmal kam er in Form eines Telegramms. Es brachte mich an den Rand des Aufgebenmüssens. Es war November 1928, ein früher und harter Winter.

Wir waren in diesem Jahr nach Magstadt umgezogen. Die Produktion hatte sich um ein Vielfaches gesteigert. Eine Berliner Firma hatte sich angeboten, den Vertrieb für Berlin zu übernehmen. Ich war gern einverstanden – um so lieber, da ein gut Teil der Ware bereits im Voraus bezahlt wurde. Die Lieferung nahm den Umfang eines Eisenbahnwaggons an.

Kurz nach dem Versand brach eine Kältewelle mit 15 bis 20 Grad unter Null herein. Das hielten die Flaschen nicht aus. Als die Sendung in Berlin eintraf, war der Inhalt gefroren, das Glas zersprungen, der Inhalt unbrauchbar. Ein Drittel meiner gesamten Jahresarbeit. Und ich hatte keine Möglichkeit, den Verlust irgendwie auszugleichen. Das Telegramm mit dieser Hiobsbotschaft hat noch jahrelang eingerahmt in meinem Büro gehangen.

Es waren traurige Weihnachten. Alle Gespräche, alle

Gedanken kreisten um die eine Frage: Wie wird es weitergehen? Im Februar erwartete meine Frau unser erstes Kind. Aber es war Hildegard, die sich zuerst faßte, die mir auch wieder Mut machte. Sie war das bessere Stehaufmännchen.
Es ging weiter. Nicht zuletzt deshalb, weil die Inhaberin der Berliner Firma, Fräulein Adorno, die Vorauszahlung nicht zurückforderte, sondern zu einem späteren Zeitpunkt verrechnete. So hatte die ganze Misere doch noch so etwas wie ein happy end: aus einer flüchtigen Geschäftsverbindung wurde eine lebenslange, herzliche Freundschaft.

*Rohstoff – woher nehmen?*

Die größten Kopfzerbrechen bereiteten mir nun die Rohstoffprobleme. Übrigens: das ist bis heute so geblieben.
Eingangs habe ich ja schon geschildert, welch heftige Widerstände mir die Gärtner und Bauern von Magstadt entgegensetzten. Verstieß ich doch nicht nur gegen ihre alten Traditionen, sondern auch gleich noch

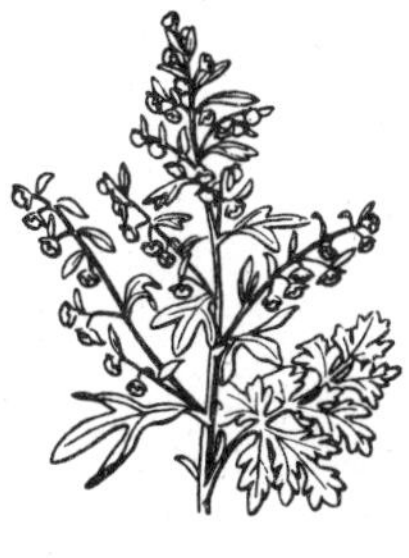

*Wermut (Artemisia absinthium)*

gegen ihren Aberglauben. Zur Zeit der Wermuternte sahen mich manche ganz erschrocken an: »Ja, kennen

Sie denn nicht die alte Sage? Wer eine Wermutpflanze schneidet, dem stirbt entweder die Pflanze oder jemand in seinem Haus!«
Und nun kam ich auch noch mit meinen Forderungen nach biologischem Anbau.
Was versteht man denn darunter?
Es wäre zu einfach, zu flach, wollte man es lediglich mit Kompostdüngung und mit dem Verzicht auf Spritzmittel erklären.
Ich meine, man muß da schon etwas tiefer schauen: Wir alle leben in einer intensiven Abhängigkeit von der Natur. Asphalt, Autos, Hochhäuser haben daran nichts geändert. Eher umgekehrt: der ganze zivilisierte Aufwand hat die Sehnsucht des modernen Menschen nach Wald und Wiese nur noch verstärkt, hat sie ihm fast quälend bewußt gemacht. Es gibt viele aktuelle Symptome dafür: Ferien auf dem Bauernhof, das Wochenendhäuschen auf dem Lande, der Trend zum Garten oder doch wenigstens Gärtchen, die Wohnwagenkolonien und anderes mehr. Die heutigen Menschen, besonders die Städter und Großstädter, sind sehr eifrig auf der Suche nach einer verlorenen Harmonie. Sie erfüllen, was Rousseau einst forderte: sie streben zurück zur Natur. Aber dieser gesunde ursprüngliche Drang kann nur von einer gesunden ursprünglichen Natur gestillt werden. Dazu gehören nicht zuletzt gesunder Boden und gesunde Pflanzen. Meine Idee einer Frischpflanzentherapie stand und fiel mit dem Anbau urgesunder Heilpflanzen auf einem in jeder Hinsicht gesunden Boden. Deshalb mußte ich meinen Vertragsgärtnern und -bauern, die sich doch gerade an die bequemen Helfer aus der Retorte gewöhnt hatten, die praktischen Seiten eines natürlichen Anbaus wieder nahe bringen. Das war nicht immer einfach – aber es gelang.

Auch hier stellte ich strenge Grundsätze auf:
Ausschließlich Kompostdüngung. Felder, die mir angeboten wurden und die noch Spuren von Chemikalien aufwiesen, lehnte ich ab, so dringend ich den Boden auch benötigt hätte.
Untersuchungen in meinem Labor mit stickstoffgedüngten Pflanzen hatten nämlich folgendes ergeben: Das Pflanzengut war zwar üppig gewachsen, auch reich an Eiweiß, aber der so wichtige Mineralstoffgehalt lag weit unter der Mindestgrenze der natürlich gewachsenen Pflanze.
Übrigens: Mangelerscheinungen bei Pflanzen sind heute verbreiteter als wir ahnen.
Keinerlei Schädlingsbekämpfungsmittel. Befall mußte durch die alten bäuerlichen Tricks verhindert oder bekämpft werden. Durch exakte Kenntnisse der Lebensbedingungen von Pflanze und Befall konnten unsere Urväter nämlich noch den Schädling überlisten, ohne gleich zu giftigen Chemikalien zu greifen. Auch daran mußten sich unsere Bauern wieder erinnern.
Erhaltung der Spurenelemente durch wohldurchdachten Wechsel im Anbau.
Dazu kam noch eine ganz wesentliche Regel, wollten wir mit dem feldmäßigen Anbau der Wildpflanzen Erfolge erzielen: Jede Pflanze hat ihren besonderen Standort, den sie sich selbst gewählt hat. Also mußten wir ihr auf unseren Feldern die gleichen Lebensbedingungen schaffen. Und sie sind für jede einzelne Pflanze verschieden, für Brennesseln etwa ganz anders als für Spitzwegerich oder Johanniskraut.
Wir mußten manchmal schwer Lehrgeld bezahlen, ehe wir ernten konnten. Denn trotz aller Überlegungen, trotz sorgfältiger Planung erlebten wir die abenteuerlichsten Dinge.

Diese Geschichte vom Huflattich gehört dazu. Ein Bauer aus der Umgebung kam zu mir und bot mir eines seiner Felder an: »Weizen habe ich gesät, aber ich werde keinen einzigen Halm ernten können. Das ganze Feld voller Huflattich!« Mein Herz schlug schneller, das Pech des Bauern schien mir ein Geschenk des Himmels: Huflattich – diese kapriziöse Pflanze, die sich bisher jedem kultivierten Anbau entzogen hatte. Ich griff sofort zu, erntete beglückt und freute mich auf die reiche Ernte im nächsten Jahr. Ich freute mich zu früh, denn in der nächsten Saison wuchs auf diesem Feld auch nicht eine einzige Huflattichpflanze. Nie wieder! Genau kann ich auch nicht erklären, was sich da abspielte, nur vermuten: Mit dem

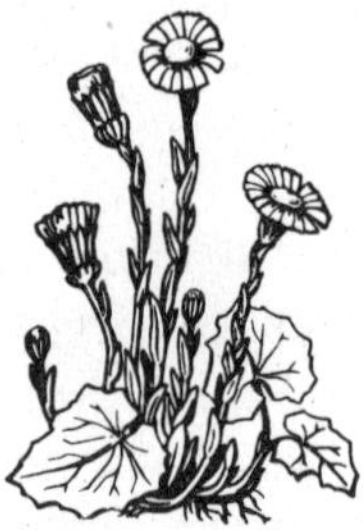

*Huflattich (Tussilago farfara)*

Weizensamen war wahrscheinlich auch Huflattichsamen ausgesät worden, der Huflattich in Gemeinschaft mit dem Weizen notgedrungen gewachsen, aber wohl gefühlt hatte er sich nicht. Darum war er eben auch nicht wieder erschienen, zumal ja im darauffolgenden Jahr auch noch die Gemeinschaft mit dem Weizen fehlte.

Bis zum heutigen Tage ist es mir nicht gelungen, Huflattich erfolgreich anzubauen.
Aber zum Glück wächst diese alte Heilpflanze ja sehr mengenreich wild auf Halden und an Dämmen. Huflattich galt schon im Altertum als segensreiches Mittel »gegen alle Gebresten der Brust«. Und etwas anders formuliert ist er auch heute noch dafür außerordentlich empfehlenswert: bei Heiserkeit, Reizhusten, Bronchialkatarrh und bei Asthma. Seinem Gehalt an salpetersauren Salzen schreibt man die auswerfende Wirkung des Huflattichs zu, beachtliche Mengen an Schleimstoffen werden für seine entzündungswidrigen Wirkungen verantwortlich gemacht.

### *Der letzte Lycopus aus Paris*

Dann kam der Heilpraktiker Hermann Müller mit einem komplizierten Anliegen: »Ich brauche Lycopus-Saft! In meiner Praxis häufen sich die Fälle von Schilddrüsenerkrankungen. Ich will es mal mit Lycopus probieren!« »Gute Idee,« stimmte ich zu, denn alle alten Kräuterbücher waren voll des Lobes über die Wirkung dieses bewährten jahrhundertealten Mittels bei Übererregbarkeit. »Aber wo nehmen wir den Lycopus her?« Denn Lycopus, zu deutsch: Wolfstrapp, gehörte zu den Heilpflanzen, die bei uns ausgestorben waren. Lediglich tief im Süden Europas mochte er noch vereinzelt vorkommen. Aber das war zu wenig und zu weit außerdem. Guter Rat war also teuer. Da fiel mir zufällig ein Samenkatalog aus Paris in die Hände und darin wurde Wolfstrappsamen angeboten. Ich glaube, der einzige, der in Europa noch im Handel war. Ich besorgte ihn mir umgehend, säte ihn in meinem Garten aus, zog die ersten Pflänzchen groß. Ein Jahr später konnte ich Hermann Müller

den begehrten Saft zur Verfügung stellen; heute haben wir ausgedehnte Felder mit Wolfstrapp.
Darauf bin ich doch recht stolz. Denn die Wirkung des Lycopussaftes übertraf noch die Hoffnungen des Heilkundigen: Dank seiner besonderen Substanzen dämpft Lycopus nicht nur die Funktionen der Schilddrüse und ist so angezeigt bei Übererregbarkeit, bei Magerkeit und seelischer Verspannung – sondern er regt, wenn nötig, die Schilddrüse auch an. Das bedeutet: Lycopus wirkt regulierend und normalisierend auf unsere wichtigste Drüse ein.
So demonstriert dieses Heilkraut, das ich aus der Vergessenheit zurückholen konnte, in besonders auffälliger Weise die Idee meiner Frischpflanzentherapie: Die Natur schafft in ihren Pflanzen eine Harmonie, ein Gleichgewicht, wie es kein anderes Heilmittel je erreichen kann.

### *Skandal um die Birken*

Noch einmal brachte ich halb Magstadt gegen mich auf. Es ging um ihre geliebten Birkenwälder, die sich weit zwischen der Schwäbischen Alb und dem Schwarzwald hinziehen. Gemeinderat und Bevölkerung waren gleichermaßen erregt: Diesen Birken drohe Gefahr. Von mir! Ich hatte nämlich um die Erlaubnis ersucht, die Birken im Frühjahr anzapfen zu dürfen. Denn der klare Baumsaft zusammen mit dem Preßsaft der jungen Birkenblätter ergibt ein außerordentlich interessantes therapeutisches Mittel: er regt die Nierentätigkeit drastisch an, ohne aber – wie andere harntreibende Mittel – das Nierengewebe zu reizen. Im Gegenteil, er kräftigt es sogar soweit, daß Schwächen des Nierengewebes ausgeglichen werden können. Dadurch werden gleich zweierlei Heilerfolge erzielt:

Birkensaft ist erstens angezeigt bei leichten katarrhalischen Erkrankungen des Blasen-Nieren-Kanals, zweitens aber auch bei Ischias, Rheuma, Arthritis – also bei allen Beschwerden, die mit dem Stoffwechsel der Nahrung eng zusammenhängen und heute als Zivilisationserscheinungen angesprochen werden müssen.

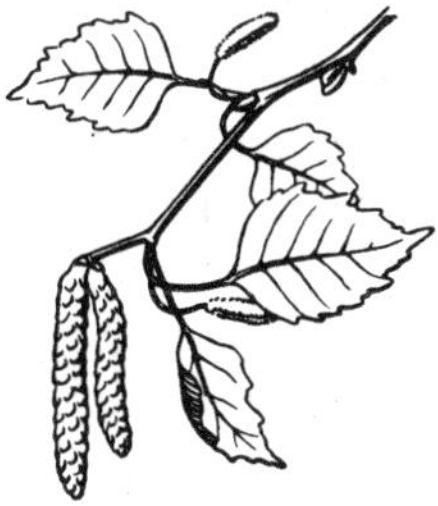

*Birke (Betula alba u. verrucosa)*

Inzwischen haben sich die Magstadter Gemüter schon längst beruhigt, denn sie sehen ihre Birken weiter wachsen und gedeihen. Weil nämlich ein sachgerechtes Anzapfen diesen vitalen Bäumen gar nichts ausmacht. Heute ist man in Magstadt sogar höchst zufrieden mit dem Aderlass im Dienste der Gesundheit: Auch das Magstadter Stadtsäckel wird dadurch schön gesund, und die Birkenwälder davor bewahrt, zu Schlafzimmermöbeln verarbeitet zu werden.

### *20 000 Mark für Johanniskraut*

Schließlich kam dann einige Jahre später die Episode mit dem Johanniskraut.
Ich stand auf der Korpskommandantur und hatte einen schon sehr aufgebrachten General vor mir: »Das

können Sie mit der Deutschen Wehrmacht nicht machen!«, schrie er mich an und wedelte mir mit einem amtlichen Schreiben vor der Nase herum. »Zwanzigtausend Mark für ein bißchen Unkraut. Lächerlich!« Das ging schier über sein Fassungsvermögen. Ich blieb ganz ruhig, ich war im Recht. Denn im Frühsommer hatte eine Panzerabteilung um Magstadt herum ein Manöver abgehalten. Das passierte zwar öfter, aber für gewöhnlich wurden solche militärischen Aktionen vorher angekündigt, und jeder Feldeigentümer konnte durch einen Strohwisch anzeigen, welcher Boden nicht betreten werden durfte von den Militärs. Diesmal war diese Vorankündigung durch ein Versehen irgendwo auf dem Amtsweg hängengeblieben. Das hatte für uns katastrophale Folgen.
Denn gerade in diesem Sommer warteten wir gespannt und beglückt darauf, unser erstes Johanniskraut ernten zu können. Jahrelang hatten wir versucht, diese etwas schwierige Wildpflanze zu kultivieren, hatten sie in der Eifel mit der Wurzel ausgegraben, unverzüglich nach Magstadt transportiert, hatten ihr in unserer Umgebung an schattigen Hanglagen den ihr gemäßen Boden bereitet – und hatten immer wieder Mißerfolge hinnehmen müssen. Aber jetzt – jetzt schien es gelungen zu sein. Das Kraut stand sehr gut, wir mußten nur noch einige Tage bis zur Blüte ausharren ... und da rollten die Panzer drüber weg.
Denn die Soldaten hatten bei ihrem nächtlichen Kriegsspiel ja nur ein scheinbar brachliegendes Feld wahrgenommen. Keine Strohpuppe, die sie warnte. Also hinauf auf diesen Acker voller Unkraut, dessen Grünzeug auch noch fabelhaft dafür geeignet war, Mensch und Fahrzeug zu tarnen.
Eine jahrelange mühselige Arbeit war in wenigen

Stunden dahin. Meine Schadensersatzforderung von 20 000 Mark schien sehr hoch zu sein, und ich konnte die Wut des Generals ja auch verstehen – aber das Johanniskraut war jeden einzelnen Pfennig wert. Das mußte schließlich selbst die Wehrmacht einsehen . . .

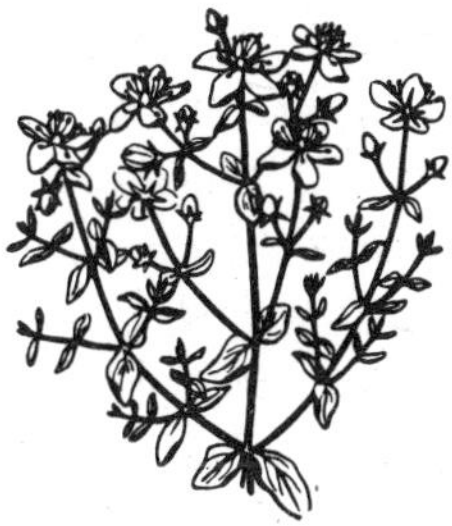

*Johanniskraut (Hypericum perforatum)*

Das Johanniskraut ist eine Lieblingspflanze der Naturheilkunde. Seine Wertschätzung geht durch die Jahrtausende, durch alle Völker, alle Schichten. »Fuga daemonum«, Feind der Dämonen, so wurde es schon vor 500 Jahren genannt. Aber bereits viel früher, im klassischen Altertum, schätzten es die großen griechischen Ärzte wie Dioskurides und Plinius; im Mittelalter setzten sich berühmte Heilkundige wie Paracelsus und Tabernaemontanus nachdrücklich und erfolgreich für diese Pflanze ein. Der Volksglauben gar sah in diesem Kraut »eine vom Herrgott gegebene Waffe gegen Hexen und Teufel« und belegte es denn auch mit so schön klingenden Namen wie Herrgottswunderkraut oder Gottesgnadenkraut. Und heute noch gerät eine mir befreundete Ärztin, Berlinerin und sonst eher kühl und sachlich, beim Johanniskraut direkt ins Schwärmen: »Es macht die Menschen so hell, so heiter, als ob sie die Sonne in sich aufgenommen hätten . . .«

Die moderne Wissenschaft vermag diese Wunderwirkung zu erklären: Der charakteristische rote Farbstoff des Johanniskrautes, das Hypericin, wirkt in Verbindung mit dem Licht anregend auf den ganzen Körper des Menschen. Der Wissenschaftler spricht dabei von »Photosensibilisierung«. Ganz auffällig ist es, daß sich auch in unserem Blutfarbstoff diese photosensiblen, also lichtempfindsamen Stoffe bilden und – wie man jüngst herausgefunden hat – direkt das nervöse Netz des Menschen beeinflussen.
Man glaubt heute, daß diese Stoffe dem Menschen ein harmonisches Rhythmusgefüge wiederzugeben vermögen. So erweist sich das Johanniskraut im Lichte der neuesten Forschung genau als das, was auch die klassischen Ärzte in ihm gesehen haben: ein natürliches Nervenmittel, das Depressionen bekämpft, aber auch Nervosität, Nervenschwäche, nervös bedingte Unruhe und Erschöpfungen und daher hervorragend geeignet ist, eine ganze Palette von Krankheitserscheinungen in unserer gehetzten, schnellebigen Zeit wirksam anzugehen.

### *Bittere Artischocke*

Die Artischocke, Blütenkopf des Korbblütlers Cynara scolymus, mannshoch und unserer heimischen Distel ähnlich, war damals bei uns lediglich eine sogar noch recht ausgefallene Delikatesse auf dem Tisch des Wohlhabenden. Aber ich hatte irgendwann einmal in der Provence davon gehört, daß die französischen Bauern diese Pflanze einst sehr geschätzt haben sollen wegen ihrer großartigen Heilwirkung.
Also ging ich an die Untersuchung dieses Gemüses aus dem Mittelmeerraum. Und siehe da: die alten Franzosen hatten recht. Die Artischocke ist viel mehr

als eine Vorspeise beim Schlemmermahl – obwohl gegen sie auch dort nichts einzuwenden ist. Ihr Hauptinhaltsstoff, das Cynarin, hat einen hervorragenden Einfluß auf den Cholesteringehalt unseres Blutes, wirkt außerdem auf die Leber ein, hilft ihr bei der Entgiftungsarbeit, bei ihrer Regenerierung und regt sie zu größerer Gallenproduktion an. Wen wunderts da noch, daß dieses Feinschmeckergemüse die Leistungsfähigkeit aktiviert und die Lebensfreude dazu?

Für mich stand fest: Artischockensaft gehörte unbedingt in die Reihe meiner Frischpflanzensäfte. Aber auch bei der Artischocke dieselbe Frage wie beim Lycopus: Woher nehmen? Denn die Einfuhr aus ihrem Heimatland nach Deutschland war verboten. Der Vorwand dafür: eine angebliche Pflanzenkrankheit, die man nicht einschleppen wollte. Das war Quatsch. Der wirkliche Grund war Devisenmangel. Nach langem Suchen und mit vielen Überredungskünsten fand ich endlich bei Baden-Baden einen Gärtner, der dieses fremde Gemüse für mich anbaute. Heute kommt die Artischocke natürlich wieder aus der Bretagne; aus Vertragsanbau.

Als ich sie damals dann endlich hatte, bereitete sie mir erneutes Kopfzerbrechen: Ihr Saft war bitter bis zur Ungenießbarkeit. Es kostete viel Geduld und noch mehr Versuche, bis der Bitterstoff an die Grenze des Zumutbaren zurückgedrängt werden konnte.

Die Artischocke hat mich so beschäftigt wie kein anderes Heilmittel. Aber sie gehört heute zu den Stars unter den Frischpflanzensäften.

Im großen und ganzen aber mußte ich immer wieder merken: Leicht ist der Anbau von Heilpflanzen gewißlich nicht. Und man tut gut daran, mit Überraschungen, Enttäuschungen und Schwierigkeiten leben zu lernen.

# Bewährungsproben

Am Anfang dieses Buches sagte ich ja schon: Eine Idee haben ist eine Sache – sie zu realisieren eine andere. Und jetzt muß ich ergänzen: Sie aber dann durchzusetzen, ihr die Chance zu schaffen, sich bewähren zu können – das ist noch etwas ganz anderes . .
Im Jahre 1929 aber meinte ich, es sei nun soweit. Ich wollte darangehen, die Idee einer Reform der Kräuterheilkunde durch die frische Pflanze auf eine breitere Basis zu stellen. Sie sollte ja nicht auf den kleinen Kreis sowieso schon Interessierter beschränkt bleiben. Sie sollte populär werden.

Als Apotheker dachte ich natürlich zuerst an die Apotheken. Jetzt, da die überlegene Wirkung der frischen Pflanze wissenschaftlich festgestellt war, würden mich meine Kollegen mit offenen Armen empfangen. Zumindest bildete ich mir das ein. Aber ich irrte mich gründlich: Alle meine persönlichen Besuche und Bemühungen verliefen – mit zwei Ausnahmen – völlig negativ. Die Pharmazie zeigte sich absolut desinteressiert.

Immer wieder nur dieses fatale, scheinbar wohlwollende Schulterklopfen: »Das sind doch alte Zöpfe, Herr Schoenenberger, längst passé. Einen guten Rat: Machen Sie lieber eine Apotheke auf.«

Es war Fräulein Adorno aus Berlin, selbst Reformhausbesitzerin, die mich dann auf eine glänzende Idee brachte: »Der Verband der Reformhäuser veranstaltet demnächst in Frankfurt eine Ausstellung. Vielleicht finden Sie dort Ihre Interessenten.«

Sogleich mietete ich einen Stand; meine Frau und ich machten uns unverzüglich an die Vorbereitungen. Mit viel Schwung und Begeisterung. Und wir hatten diesen Elan auch sehr nötig, denn bei uns mußten die ideellen Werte die meisten materiellen ersetzen. Geld für teure Werbemittel hatten wir nicht. Lediglich ein paar Prospekte ließ ich in billigem Buchdruck herstellen, den Rest machten wir selber – so gut es eben ging. Für die Plakate schnitten wir zum Beispiel große Buchstaben aus den Zeitungen aus, zeichneten sie auf Pappkarton nach und füllten sie mit schwarzer Tusche. Und gleichzeitig malten wir uns aus, was uns wohl in Frankfurt erwarten mochte. »Bestimmt lauter Naturapostel mit langen Bärten und in Sandalen,« amüsierten wir uns.

### *Fast eine Belagerung*

Aber als wir dann, mit zwei Koffern beladen und in unsere allerbeste Garderobe gekleidet, auf der Ausstellung ankamen, waren wir glatt sprachlos: Nichts von Bärten und Sandalen! Nur normale, gutangezogene Menschen, alles Idealisten mit ganz verschiedenen Berufen, die sich in einer gemeinsamen Besorgnis zusammenfanden:
Die industrielle Entwicklung hatte die Lebens- und Heilmittel immer weiter von ihrem ursprünglichen Zustand entfernt. Hier nun wollten die Besucher dieser Ausstellung eine Art Reform durchführen, wollten hinweisen auf eine natürliche Lebensweise. Vieles, was uns heute schon wieder selbstverständliche Alltäglichkeiten sind – hier waren es bestaunte Sensationen: das erste Vollkornbrot, die ersten Obstsäfte, die ersten Gedanken um eine gesündere Ernährung. Wie recht diese Menschen damals hatten, das be-

weist allein schon die Tatsache, daß viele ihrer damaligen Forderungen heute Gesetz geworden sind.

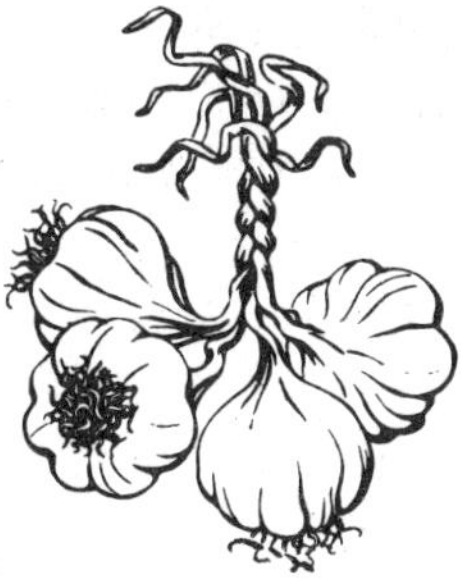

*Knoblauch (Allium sativum)*

Unser kleiner Stand nahm sich sehr bescheiden aus, die anderen um uns herum waren dagegen glänzend ausstaffiert. Zwar hatte ich alle meine Säfte mitgebracht und auf meinem selbstgezimmerten Regal schön dekoriert, aber ich spendierte keine Kostproben. Das konnten wir uns einfach nicht leisten. Und trotz allem: unser fast schäbiger Stand wurde belagert wie kein anderer – wie die Trauben hingen die Menschen um uns herum. Statt farbenfrohes Druckmaterial verteilen zu können, mußte ich meine Idee, meine Arbeit mündlich erklären. Ich hielt regelrechte Vorträge. Den ganzen Tag lang.

### *Die Sache mit dem Wirkstoffring*

Ich sagte meinen Zuhörern auch dies:
Eine naturverbundene Medizin zielt auf den kranken Körper als Ganzheit, denn sie vertritt die Auffassung, daß nicht das einzelne Organ krank ist, sondern immer der ganze Mensch. Deshalb wollen die Zellsäfte frischer Pflanzen auch nicht nur ein Symptom bekämpfen

oder einen einzelnen Beschwerdeherd beeinflussen – sie wollen vielmehr die *Gesamtfunktion* des menschlichen Körpers in natürliche und damit gesunde Bahnen lenken.
Zwar hat sich eine ganze Reihe von Säften für besonders krankhafte Erscheinungen, sei es an Leber, Niere, Magen, Darm, Herz usw. als speziell wirksam herausgestellt. Diese Wirkstoffe sind bekannt, sie sind auch wissenschaftlich bestätigt. Aber ich stehe auf dem Standpunkt, daß jede Pflanze eine eigene Wirkstoffstruktur hat, die nicht nur von diesem einen Allgemeinwirkstoff abhängig ist, sondern erst dann ihre volle, ihre wertvolle Wirkung ergibt, wenn alle Wirkstoffkomponenten zusammenwirken.
Ich möchte das als *Wirkstoffring* bezeichnen. Er ist von der Natur als biologische Einheit geschaffen. Diese Einheit wirkt auf den menschlichen Körper so außerordentlich gut ein, daß man sie als körperfreundlich bezeichnen kann. Aber eben nur in der Gesamtheit aller Wirkstoffe – man soll den Wirkstoffring möglichst nicht unterbrechen.
Nach neueren Erkenntnissen lassen sich gewisse wichtige und wirksame Inhaltsstoffe wahrscheinlich gar nicht aus der Pflanze herauslösen und isolieren, will man nicht erhebliche Veränderungen im Feinbau riskieren.
Und außerdem hat sich gezeigt, daß viele Stoffe der Heilpflanzen, bisher eher für unwichtig gehalten, eine unentbehrliche Rolle spielen für den normalen, gesunden Ablauf unserer Körperfunktionen. Da ist zum Beispiel der gelbe Pflanzenstoff, besonders intensiv in den Wildkräutern enthalten, mit dem man gar nichts Rechtes anzufangen wußte, bis man herausfand, daß er gleich zweierlei Aufgaben zu erfüllen hat: er regelt die Durchlässigkeit unserer Zellmembranen

und ist überdies für den Mineralstoffwechsel unerläßlich.

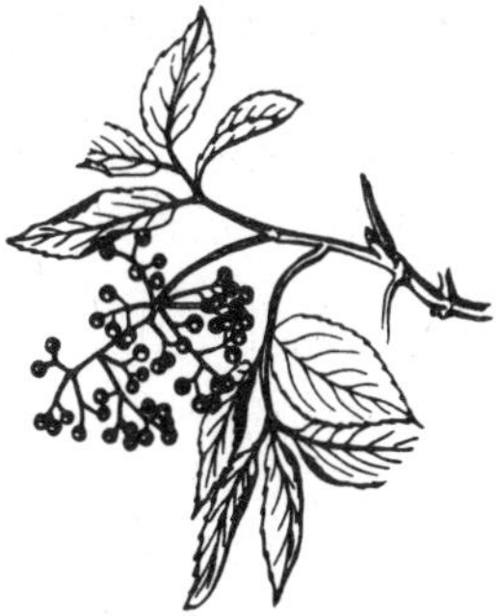

*Holunder (Sambucus nigra)*

*Die Grundsätze der Pflanzen-Therapie*

Ich könnte noch viele solcher und ähnlicher Beispiele anführen. Aber schon hier haben sich so grundsätzliche Unterschiede zwischen der Frischpflanzen-Therapie und jeder anderen Therapie herausgeschält, daß man getrost von ihren besonderen Grundsätzen sprechen kann.

Was ist anders als bei anderen Heilbehandlungen?

1. *Erleichterte Aufnahme der Stoffe*
   Die Inhaltsstoffe der Pflanzensäfte können vom Körper besonders gut und leicht aufgenommen werden, denn sie entsprechen ja dem ursprünglichen Lösungsverhältnis in der pflanzlichen Zelle.
2. *Schonung der Verdauungsorgane*
   Der organisch bedingte Verdünnungszustand der Frischpflanzensäfte – im bewußten Gegensatz zu starken und stärksten Konzentrationen vor allem chemischer Medikamente – schont Magen und Darm, zumal ja auch alle belastenden Zelluloseteile entfernt sind.

3. *Vielseitigkeit*
Organische Stoffe, die das Leben gebildet hat, vereinen sich mit Mineralstoffen, die die Pflanze durch ihre Wurzel aus der Erde zu ziehen vermag, zu einer natürlichen Einheit. Und in dieser *Ganzheit* entfalten die Inhaltsstoffe einer Pflanze eine besser regulierende und harmonisierende Wirkung als die einseitig isolierten Einzelstoffe.
4. *Mineralisierung des Stoffwechsels*
Alle Pflanzensäfte haben einen überwiegend basischen Mineralgehalt und wirken daher einer Übersäuerung des Blutes in jedem Fall entgegen.

Das war ein langer Vortrag, der meinen zahlreichen Zuhörern einiges abforderte an Geduld und Verständnis. Aber es war auch ein ungemein erfolgreicher Vortrag, denn als wir, Hildegard und ich, abends erschöpft und todmüde nebeneinander auf der Bettkante in unserem Hotelzimmer saßen, fielen wir von Triumph in Schrecken und wieder zurück. Die Bestellungen, die meine Frau zusammen mit einem meiner Helfer den ganzen langen Tag über entgegengenommen hatte und die wir nun gespannt zusammenzählten – sie überstiegen bei weitem meine gesamte Jahresproduktion. Soviel Säfte, wie dieser neu erschlossene Kreis wollte, konnte ich ja gar nicht herstellen.
Entscheidend und beglückend jedoch war vor allem, daß ein Band geknüpft war zwischen den Reformhäusern und mir, eine Verbindung, die über das Geschäftliche hinausgehen und zu einer Freundschaft werden sollte, die bis zum heutigen Tage währt.
Die Reformhäuser waren die Träger meiner Idee geworden.

Die nächsten vier Jahre bis 1933 verliefen ziemlich ruhig, wenn ich einmal von der wichtigen Veränderung absehe, daß ich meine erste und beste Mitarbeiterin »verlor«: Meine Frau schied aus dem Betrieb aus. Die kleinen Kinder brauchten sie zuhause.
Auf mich warteten noch zwei Probleme: Wie preßt man Meerrettichsaft und wie Wacholdersaft? Beides schwierige Fälle.
Diesmal drängte der Berliner Naturarzt Dr. Bohn, mit dem ich fast so lange zusammenarbeitete wie mit Hermann Müller: »Ich brauche Meerrettichsaft – dringend.«
Meerrettich übt ja bekanntlich einen großen Reiz aus – auf die Schleimhäute. Alle Hausfrauen werden sich hier der Tränen erinnern, die sie beim Reiben einer frischen Meerrettichwurzel schon vergossen haben. Aber nun beißt dieses zu den Senfgewächsen gehörende Gewürz nicht nur Nase und Augen so ungemein, es reizt auch inwendig so einiges: Seine ätherischen Öle fördern den Blut- und Säfteumlauf, erweitern die Gefäße der Nieren und der Blutdrüsen, so daß diese Organe besser arbeiten können, ebenso wie Leber, Galle und Bauchspeicheldrüse. Daher also die bekannten verdauungsfördernden und appetitanregenden Eigenschaften des Meerrettichs.
Aber er kann ja noch viel mehr: Untersuchungen haben seine starke antibiotische Wirkung aufgedeckt, die sich bei fiebrigen Entzündungen so gut bewährt. Penicillin aus dem Garten – könnte man ihn populär nennen. Kurz: ich verstand sehr gut, daß ein Naturarzt wie Dr. Bohn nach Meerrettich verlangte. Aber ich konnte ihm solch ein Präparat nicht geben. Und zwar aus folgendem Grund: Für den Mediziner mag diese Wurzel

ja eine großartige Pflanze sein, vom Standpunkt des Chemikers ist sie höchst eigensinnig. Denn der Gehalt an ätherischen Ölen in der Wurzel schwankt derart, daß es nicht möglich ist, einen qualitativ einheitlichen Saft herzustellen.

Nach endlosen Versuchen mußte ich eingestehen: So geht es nicht. Ich entschloß mich also, die Meerrettichwurzel zu destillieren, um dann aus diesem Destillat, das ja alle Hauptwirkstoffe enthält, ein standardisiertes Produkt zu schaffen.

Das bedeutete zwar eine Abweichung von meiner Frischpflanzentheorie, aber lieber wollte ich auf ein Prinzip verzichten als auf die vorzügliche Heilwirkung dieser Pflanze.

Ganz ähnlich erging es mir mit dem Wacholder. Seine Beeren sind so trocken, daß sich daraus einfach kein Saft pressen läßt. Seine Inhaltsstoffe aber so wertvoll, daß man seine Verdienste bereits im Altertum zu schätzen wußte, ihm sogar mystische Aufgaben zudachte: Im Mittelalter wurde er zum Ausräuchern der bösen Geister in Krankenstuben verwendet, sein Harz als eine Art Weihrauch vertrieben.

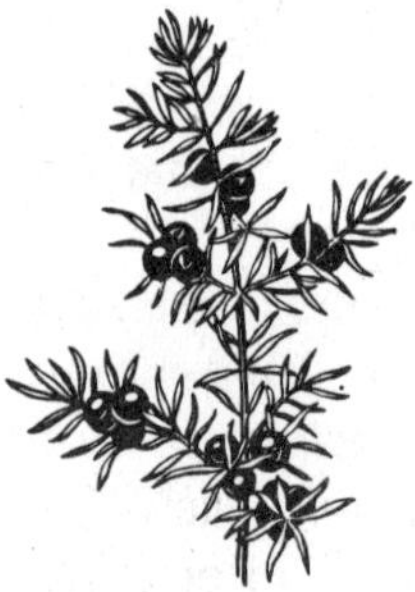

*Wacholder (Juniperus communis)*

Aber dahinter steckt mehr als Aberglauben, denn heute weiß man, daß Wacholder eine stark bakterienfeindliche Wirkung ausübt. Daneben regt er den Stoffwechsel an, was ihm Heilerfolge einträgt bei rheumatischen Erkrankungen, aber auch für gesteigerte Aktivität und verbesserte Reaktionsfähigkeit des Organismus sorgt. Sein Bitterstoff Juniperin endlich hilft der Verdauung bei Appetitmangel, Magenschwäche und Blähbauch.
Die Schwierigkeit lag nun darin, dem Extrakt aus den Beeren auch die wertvollen ätherischen Öle zu erhalten. Das war bislang noch niemandem geglückt. Also begann wiederum eine Zeit der schier endlosen Experimente – bis ich es eines Tages geschafft hatte: ein Wacholderextrakt, in dem alle Inhaltsstoffe der ganzen Beere enthalten sind.

## *Gefährliche Zeiten*

Als die Hitlerzeit begann, befürchtete ich natürlich, daß mir, dem Schweizer, nun zumindest unangenehme Zeiten bevorständen: Sie werden dich nicht mehr arbeiten lassen, dachte ich. Aber zunächst schienen meine Sorgen völlig unbegründet zu sein. Man ließ mich völlig zufrieden. Und die Naturheilkunde erlebte sogar einen gewissen Aufschwung. So gewöhnte ich mir an, alles aus einer freundlicheren, positiveren Perspektive zu betrachten.
Wenig später allerdings sollte ich dafür schwer Reuegeld bezahlen. Denn eines Tages standen sie vor mir, die Herren mit dem unverkennbaren Trench und dem undurchdringlichen Blick: Gestapo.
Ich wurde verhaftet, mehrere Male sogar, wurde eingesperrt, immer wieder verhört, unser Haus wurde indessen von oben bis unten durchstöbert – und ich

wußte nicht einmal warum. Obwohl ich immer wieder bohrend nachfragte, ich erfuhr den Grund für alle Verdächtigungen nicht.

Erst als alles vorbei war, erfuhr ich ihn: Wir waren befreundet mit dem Schweizer Generalkonsul. Da er von Beruf Architekt war und einige meiner Neubauten geplant und überwacht hatte, war ich im Generalkonsulat ein- und ausgegangen. Ein Landsmann von mir, Spitzel der Gestapo und dem Konsulatsgebäude gegenüber etabliert, hatte mich beobachtet, fotografiert und angezeigt.

Das genügte, um diese wiederholten Verhaftungen auszulösen, denn offenbar vermuteten die Behörden hinter dieser einfachen menschlichen Beziehung eine hochpolitische Konspiration. Die Gestapo mußte mich zwar immer wieder laufen lassen, weil sie mir nichts nachweisen konnte – aber bedrohlich war diese Entwicklung doch und mahnte zu größter Vorsicht.

### *Eine Farce . . .*

Ich sollte schon noch zu spüren bekommen, was es damals hieß, ein Ausländer zu sein . . .

Bereits in den Vorkriegsjahren war der Betrieb in die straffe Planung und Organisation des herrschenden Regimes einbezogen worden: Er mußte Pflanzensäfte liefern für Kinderheime und Notlager, mußte Sojamehl herstellen für die neu entstandene Wehrmacht.

Bei Kriegsbeginn kamen andere Auflagen noch dazu: Trockengemüse, Trockenzwiebeln und eine ganz spezielle Teemischung, die den Landsern den echten Tee ersetzen sollte.

Diese Aufträge hatten auch eine positive Seite: Der Betrieb wurde als »kriegswichtig« erklärt, und das bedeutete: Er durfte weiter arbeiten, ja er mußte es sogar. In den Abteilungen für Wehrmachtslieferungen sogar rund um die Uhr in drei Schichten. Das heikelste Problem, die Personalknappheit, regelte ebenfalls der Staat. Er wies Fremdarbeiter zu: französische Kriegsgefangene, Russinnen, holländische Zivilarbeiter und gegen Ende des Krieges sogar italienische Militärgefangene. Die Magstadter kamen mit allen gut aus, und keiner, am allerwenigsten diese Menschen, konnten ahnen, daß mir ihre Mitarbeit noch einmal schwer zu schaffen machen und mein ganzes Leben aus der Bahn werfen würde.

Was übrigens eine Ironie des Schicksals oder der Umstände war – denn ich durfte ja offiziell von allen diesen Geschehnissen gar nichts wissen. Ich war Schweizer, ich war Ausländer, und deshalb war mir streng untersagt worden, mit den Dienststellen der Wehrmacht oder des Staates zu verhandeln. Das durfte nur mein Prokurist, weil er Deutscher war. Außerdem durfte ich keinerlei Kenntnisse erhalten von den Bestellungen, Aufträgen, Abwicklungen und Lieferungen, die Wehrmacht oder Staat betrafen. Herr Fügel, der Prokurist, war dazu nicht nur angehalten, o nein, er war sogar darauf feierlich vereidigt worden. Und die Behörden wachten streng darüber. So mußte zum Beispiel ein Extra-Tresor für den »geheimen« Schriftwechsel mit Staatsstellen angeschafft werden. Ich selbst durfte mich nur noch als Wissenschaftler betätigen und hatte mich auf meine Forschungsarbeit zu beschränken. Offiziell wußte ich also so gut wie gar nichts, auch nichts von den Fremdarbeitern. Die Bonzen müssen sich eingebildet haben, daß so etwas wirklich möglich sei ...

Und so führten wir denn jeden Abend eine seltsame Farce auf: Der Prokurist ordnete sorgsam alle „Geheimdokumente«, packte sie in den speziellen Tresor,

schloß sorgfältig ab, verwahrte den Schlüssel und ließ ihn nie, nie aus den Augen – und dieses ganze feierliche Gehabe, nachdem wir am Tag sehr ausgiebig alle diese »geheimen« Fragen diskutiert und, wenn möglich, auch gelöst hatten. Gemeinsam – versteht sich.
Aber es kam noch schlimmer:
In einer Nacht des Jahres 1942 brannte das Gebäude der Sojamehlverarbeitung bis auf die Grundmauern nieder. Eine ganze Jahresproduktion war vernichtet. 1944 wurde unser kleines, verträumtes Magstadt bombardiert; 4 Bomben fielen auf unser Gelände und richteten erheblichen Schaden an.
Als dann alles aus den Fugen ging, am Kriegsende, wurde der Betrieb total ausgeplündert. Zwar hing am Tor ein Schutzbrief des Schweizer Konsulats, aber der nutzte gar nichts. Er wurde heruntergerissen und alles, was nicht niet- und nagelfest war, weggeschleppt. Im Rausch der Zerstörung rissen die Plünderer auch die Akten aus den Regalen, warfen sie durch die Fenster in den Hof und zündeten ein großes Feuer damit an. Ich mußte das alles nicht mit ansehen, denn ich erlebte das Ende in Titisee. Dorthin hatte ich frühzeitig meine Frau und die drei Kinder evakuiert und sie, so oft es die damaligen wirren Verhältnisse zuließen, besucht. Bei einem dieser Besuche geriet ich in einen schweren Luftangriff und wurde erheblich verletzt. Ich konnte nicht mehr nach Magstadt zurück. So erfuhr ich erst durch einen Boten, was dort so alles passiert war. Bei der erstbesten Gelegenheit – ein bekannter Diplomat nahm mich in seinem Auto mit – fuhr ich selbst nach Magstadt, um mir die Bescherung anzusehen. Ich mochte meinen Augen kaum trauen: Da stand ja alles wieder an seinem angestammten Platz! Wie war das denn möglich?
Nun, Herr Fügel, der Prokurist, hatte Beschwerde geführt

beim französischen Besatzungskommandanten, und der hatte befohlen: Jedes einzelne Stück, das aus dem Betrieb entwendet worden war, sei unverzüglich zurückzutragen. Tags darauf hatte eine kleine Völkerwanderung stattgefunden ... Verloren allerdings waren die verbrannten Akten, und das war bitter genug. Denn sie enthielten ja die exakten Aufzeichnungen über tausende meiner Laborversuche, Erfahrungen, Ergebnisse, Erkenntnisse. Die Arbeit meines halben Lebens war unwiederbringlich verloren. Verschwunden blieb auch meine geliebte und wertvolle Sammlung alter Kräuterbücher. Beides war nie wieder zu beschaffen, beiden trauere ich noch heute nach.

### *... und ihr ungutes Ende*

Im Keller lagerte noch ein kleiner Vorrat an Pflanzensäften – sofort wurden die Kunden in unserer Nachbarschaft benachrichtigt, daß diese Ware für sie zur Abholung bereit stände. Die Anbau-Verträge mit den Bauern und Gärtnern wurden erneuert. Die französische

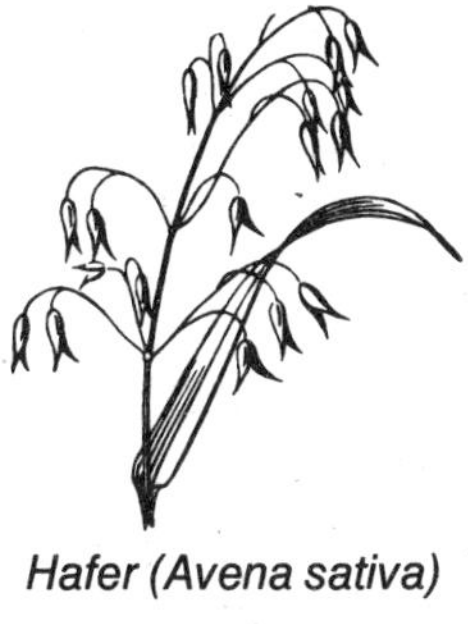

*Hafer (Avena sativa)*

Besatzungsmacht sagte zu, sich um Kohle und anderes dringend benötigtes Material kümmern zu wollen. Es schien, als könne es wieder einen Anfang geben. Klein und bescheiden – aber doch ein Neubeginn.

Doch es schien nur so. Im Sommer 1945 wurde die französische Besatzung von der amerikanischen abgelöst – und alles war aus. Jedes Entgegenkommen hörte auf. Vielmehr: es zog Gefahr herauf. Da der Betrieb während des Krieges Fremdarbeiter beschäftigt hatte, sollten die Verantwortlichen zur Rechenschaft gezogen werden. Der Prokurist, Herr Fügel, wurde eines Nachts verhaftet und in ein Lager gebracht bis zur Klärung der Verhältnisse. Als ich am andern Morgen bei der militärischen Kommandantur dagegen protestieren wollte, flüsterte mir ein Zivilbeamter zu: »Hauen Sie bloß ab – Sie sind der nächste!«
Ich reagierte blitzschnell. Und als der amerikanische Jeep, der mich holen sollte, vorn in Magstadt hereinfuhr, fuhr ich hinten hinaus. Zuerst in die französische Zone, etwas später, auf Vorschlag des politischen Departements in Bern, zurück in die Schweiz. Ich siedelte mich in Rheinfelden an, jenseits des Rheins, ganz nahe an der Grenze zu Deutschland.
Selbstverständlich hatte ich sofort bei meiner Regierung in Bern Protest geführt gegen Geschehnisse und Zustände in Magstadt. Bern hatte diese weitergeleitet an Washington – nichts passierte. Washington ließ sich Zeit. Sehr viel Zeit. Mehrere Jahre.
Aber solange konnte ich nicht warten. Ich hatte ja wieder einmal kein Geld. Im Betrieb saß ein Treuhänder der Amerikaner. Von dort bekam ich keinen roten Heller. Von der Schweizer Regierung erhielt ich als Rückwanderer einen monatlichen Zuschuß von 300 Franken. Aber ich mußte ja schließlich auch meine Familie ernähren, die immer noch am Titisee lebte.
So verfiel ich auf den seltsamsten Job, den ich je ausgeübt habe. Einen, den es eigentlich gar nicht gab, den es überhaupt nur geben konnte, weil die Verhältnisse damals so wirr waren und weil ein französischer

Zollbeamter so gern Wein trank: Ich wurde Briefschmuggler.

### *Mein kleiner Grenzverkehr*

Lächerlich hört sich das heute an. Damals war es aber todernst und mit erheblichen Risiken verbunden.

Der Postverkehr zwischen Deutschland und dem Ausland war noch total gesperrt. Es gab keinerlei Verbindungen zwischen den Menschen, die sich kannten und mochten. Aber beim Roten Kreuz in Basel lief haufenweise Post ein für Deutschland, Suchbriefe von Verwandten und Freunden. Man machte mir den Vorschlag, diese Briefe nach Deutschland zu schaffen zum Schweizer Hilfsverein in Freiburg. Von dort aus könnten sie dann vorsichtig mit dem normalen Postverkehr weitergeleitet werden. Und in umgekehrter Richtung genauso. Die Unkosten sollten gedeckt werden durch die Verdoppelung des Portos.

Der Schweizer Zoll war von dieser Schmuggelaktion unterrichtet und einverstanden. Blieb also der Zoll der französischen Besatzer auf der anderen Seite. Ein Freund von mir kannte den Zollchef gut und noch besser dessen Vorliebe für einen guten Schluck. Hier lag unsere Chance: Immer, wenn ich wieder einmal mit einer Fracht hinüber wollte, fuhren dieser Freund und ich erst einmal mit dem harmlosen Gesicht friedlicher Schweizer zum Zollchef hinüber und luden ihn ein: »Monsieur, wie wärs denn heute auf ein Gläschen Wein?« Und während wir uns in einem Lokal auf der Schweizer Seite freundlich zuprosteten, wurde der Postsack im Kofferraum verstaut. Nett, wie wir nun einmal waren, brachten wir unseren Gast natürlich auch wieder mit dem Wagen zurück, um ihn in seiner Wohnung abzusetzen. Seine Zöllner grüßten stramm. Natürlich fiel es ihnen nicht im Traume ein, ihren eigenen Chef zu kontrollieren . . .

### *Das zweite Leben*

Als die Verhältnisse sich dann wieder normalisierten, erledigte sich dieser Job von selbst.
Aus Washington kam ein Zwischenbescheid: Ich dürfe zwar noch immer nicht nach Magstadt zurückkehren, aber ich sei befugt, einen Treuhänder meiner eigenen Wahl einzusetzen.
Also mußte ich mich in der Schweiz nach einer seriösen, dauerhaften Beschäftigung umsehen. Aber schließlich hatte ich ja einen Beruf: Apotheker. In der Zeitung fand ich eine Annonce, in der eine Züricher Apotheke zum Kauf angeboten wurde. Nun ist Kauf immer mit Geld verbunden – und damit war ich zur damaligen Zeit nicht gerade gesegnet. Doch die Schweizer Regierung bewilligte mir ein günstiges Darlehen, und mit Glück fand ich in dem bisherigen Apotheker einen Mann, der mir gewogen war und sich daher mit einer bescheidenen Anzahlung zufriedengab.
Nunmehr war ich also selbständiger Apothekenbesitzer. Dachte ich. Aber als ich frohen Mutes zur Gesundheitsdirektion ging, dort meine Papiere vorlegte und die Zulassung beantragte, schüttelte der Beamte den Kopf: »Das sind deutsche Papiere. Aber als Schweizer brauchen Sie auch ein Schweizer Diplom.« Ich fiel – wie man so sagt – aus allen Wolken. Der Beamte versuchte, mich zu trösten: »Das geht vielen Auslandsschweizern so. Sie müssen alle noch einmal das Examen ablegen. Machen Sie noch einmal zwei Semester Pharmazie, dann die Prüfung. Bezahlt alles der Bund.«
Was sollte ich machen? Ich biß in diesen säuerlichen Apfel und ging zur Universität, um mich immatrikulieren

zu lassen. Da schüttelte man wieder den Kopf: »Sie haben nur das deutsche Abitur. Das gilt hier nicht. Sie müssen das Schweizer Abitur nachmachen!«
Also ging ich zu meinem Sohn: »Leih mir mal deine Schulbücher – ich muß wieder auf die Schulbank.«
Heute schmunzle ich, wenn ich daran denke, daß ich mich bei der Abiturprüfung über »Der Einfluß der Französischen Revolution in Genf« verbreiten mußte, aber damals habe ich wohl ziemlich geschwitzt. Mit meinen 46 Jahren war ich der älteste Abiturient, danach der älteste Student der Universität Zürich. Doch ich bestand alle Examina mit Glanz. So konnte ich also die Leitung meiner Apotheke übernehmen und meine Familie endlich zu mir in die Schweiz holen. Die Wirren der Nachkriegszeit waren ausgestanden.
Und da reagierte auch Washington: Ich bekam die Erlaubnis, nach Magstadt zurückzugehen.
Was nun? Zürich? Oder Magstadt? Es war für mich die schwerste Entscheidung, die ich je treffen mußte. Und deshalb entschied ich mich für beide, denn beide waren ein gut Teil meines Lebens. Ich konnte keines leichten Herzens aufgeben.
Von nun an pendelte ich hin und her zwischen Magstadt – Zürich und Rheinfelden, wo ich noch immer wohne.

# Von Menschen, Pflanzen und Erfolgen

Nach der Freigabe des Betriebes in Magstadt widmete ich mich fast nur wissenschaftlichen Arbeiten. Eine Reorganisation im alten Sinne Neubauten, Vergrößerungen, weitere Mitarbeiter – eine Zeit des kontinuierlichen Aufbaus begann.
Dennoch lag das Glück dieser Jahre nicht im Aufstieg, nicht im immer größeren Umsatz – es lag für mich im Sieg meiner Idee. Die von Professor Kollath aufgestellte Forderung »Laßt das Natürliche so natürlich wie möglich« war nun für die Pflanzenheilkunde wirklich populär geworden.
Ich vermochte ein Hochgefühl nicht zu unterdrücken, wenn ich in den Neuauflagen der Arzneibücher schwarz auf weiß lesen konnte, daß bei der Herstellung bestimmter Drogen ausdrücklich »die frische Pflanze« verordnet wurde, obwohl doch in der Auflage davor lediglich von der »getrockneten Pflanze« die Rede war.
Aber auch sonst brachte das Leben viele Momente des Erfolges. Episoden und Begegnungen, die mir in schönster Weise bestätigten: Ich war den richtigen Weg gegangen.

### *Moderner Liebestrank: Borretschsaft*

Einmal schrillte bei mir kurz vor Feierabend das Telefon und eine weibliche Stimme, offenbar der Rührung sehr nahe, bedankte sich herzlich bei mir: »Sie haben meine Ehe gerettet!« Ich war mir überhaupt keiner edlen Tat bewußt. Die Dame sagte auch ihren Namen

und sonst noch mancherlei Schmeichelhaftes – aber ich verstand nur: es ging um ihren Mann und um Borretschsaft. Eine Weile dachte ich noch darüber nach, was wohl dahinterstecken mochte.
Frau Dr. Frenzel, eine befreundete Naturheilärztin, die in Bayern praktiziert, konnte mich aufklären: Diese Dame war eine Patientin von ihr, die sehr unter dem Pessimismus ihres Mannes litt, und daher selbst schon nahe daran war, schwermütig zu werden. Sie suchte also ihre Ärztin auf, die ihr Borretschsaft verordnete. Für sich selbst, aber noch mehr für ihren stets mißgelaunten Ehemann. In einem Balanceakt weiblicher List versuchte nun diese geplagte Ehefrau, ihrem Mann den Borretschsaft zu verabreichen. Heimlich natürlich: im Tee, in der Suppe, im Magenbitter. Ganz unregelmäßig und weit von einer richtigen Therapie entfernt – aber plötzlich hoben sich auch bei diesem Pessimisten die Mundwinkel ein wenig nach oben, so etwas wie ein Lächeln kam zustande. Zum erstenmal nach vielen Jahren. Die Ehefrau dachte nach: im Büro hatte sich nichts verändert, zuhause auch nichts – es mußte der Borretschsaft sein.
Frau Dr. Frenzel kommentierte dazu in ihrer direkten Art: »Ich sage ja immer: Was früher der Liebestrank war, das ist heute der Borretschsaft. Allen Patientinnen, die einen unausstehlichen Mann haben, rate ich deshalb: Ziehen Sie ihm die Perlonsocken von den Füßen und geben Sie ihm Borretschsaft! Das macht ihn wieder heiter.«
Was den Borretsch angeht – das wußten schon die alten Römer: »Ego, borrago, gaudia semper ago« – Ich, der Borretsch, bringe stets Freude. Und im Jahre 1563 schrieb der bekannte Heilkundige Matthiolus begeistert: »Die holdseligen Borragenblumen . . . erwecken die verzagte traurige melancholische men-

schen zur frewd ond leichtsinnigkeit.« Ich selbst kann mich der klassischen Begeisterung für den Borretsch nur anschließen: Ich könnte ihn lieben auch ohne wissenschaftliche Beweise, obwohl es die natürlich für diese wunderbare Heilpflanze gibt: so weist man dem Borretsch besondere Stoffe nach, die anregend auf die Blutkapillaren (die feinsten Blutgefäße) wirken; außerdem eine stark blutreinigende Eigenschaft. Beides erklärt seine gemütsaufhellende Wirkung – wenigstens zum Teil. Aber ich glaube, auch beim Borretsch wird man – wie bei vielen anderen Heilpflanzen – noch ganz andere, bisher unbekannte Wirkstoffe analysieren können. Denn außer bei Melancholie und Hypochondrie hat sich der Borretsch bei nervöser Herzschwäche und bei Rheumatismus einen vorzüglichen Ruf erworben.

Wenn ich jedenfalls in meiner Nähe einen Menschen mit einem Stimmungstief weiß, dann rede ich gar nicht lange, sondern stelle ihm eine Flasche mit Borretschsaft vor die Nase.

### *Wenn die Galle überläuft: Löwenzahn und Schwarzrettich*

Diese beiden Heilpflanzen, die ich doch so gut zu kennen glaubte, haben selbst mich noch mit ihren Wirkungen überraschen können. Nicht bloß einmal, sondern gleich zweimal.

Das erstemal geschah es direkt an meiner Seite und begann ziemlich dramatisch an einem Herbstabend 1950. Ich hatte einen Vortrag in Hannover gehalten und wollte nun mit meiner Frau im Schlafwagen nach Stuttgart zurückfahren. Vorher hatten wir zur Nacht gegessen, meine Frau ihr Lieblingsgericht: Pilze. 4 Minuten vor Einfahrt des Zuges brach sie auf dem Bahnsteig mit einer schweren Gallenkolik zusammen. Sie hatte so unerträgliche Schmerzen, daß es unmöglich war, den Zug zu besteigen. Also zurück ins Hotel; ein Arzt kam, gab meiner Frau eine schmerzstillende Injektion. Zuhause suchte sie umgehend ihren Internisten auf, und der stellte fest: Gallensteine. Er riet bei weiteren Beschwerden zur Operation. Meine Frau möge es sich überlegen. Während sie hin und her überlegte, trank sie Löwenzahnsaft und Schwarzrettichsaft. Es gab keinen nächsten Anfall, keine Operation – meine Frau verspürte nie wieder irgendwelche Beschwerden an der Galle.

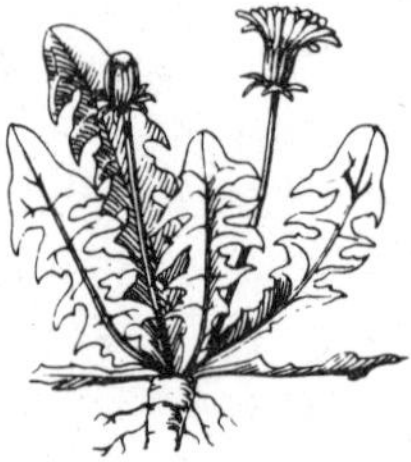

*Löwenzahn (Taraxacum officinale)*

Der zweite Fall begann in der Rosenapotheke in Zürich: Ein Mann mit einer offenkundigen Gelbsucht, die angeblich aus einer Grippe entstanden war, räsonnierte schon eine ganze Weile herum: Ob es denn nicht etwas anderes gäbe, es helfe ja alles nichts, sein Arzt wüßte auch nicht weiter und überhaupt ... Mehr um des lieben Friedens willen stellte ich ihm je eine Flasche Löwenzahn- und Schwarzrettichsaft hin: »Versuchen Sie es mal damit. Ich schenke Ihnen diese Medikamente.«
Nach knapp einer Woche war er wieder da, glückstrahlend: Die Gelbsucht war vorbei. Am Abend rief

mich sein behandelnder Arzt an: »Sagen Sie mal, was haben Sie da eigentlich für ein Geheimmittel?« Ich schickte ihm Proben. In den folgenden Wochen stieg der Umsatz dieser beiden Säfte rapide – wohlgemerkt aufgrund der Rezeptur jenes Arztes. Als diese seltsame Gelbsucht - Epidemie dann zuende ging, gestand mir der Schulmediziner etwas ratlos: »Ich kann's zwar immer noch nicht so recht glauben – aber Sie haben meinen Patienten tatsächlich geholfen.« Er irrte. Nicht ich habe geholfen, sondern die Natur. Ich will hier nun auch keineswegs behaupten, daß Löwenzahn und Schwarzrettich jeden Fall von Gelbsucht und jeden Fall von Gallensteinen kurieren – ganz gewiß nicht. Ich habe mich stets gehütet, Heilversprechen zu geben, die ich nicht erfüllen konnte. Wissenschaftlich bewiesen ist jedoch, daß sich die Säfte dieser beiden Heilpflanzen bewährt haben bei funktionellen Störungen und nervös bedingten Beschwerden der Leber und der Galle.

Der Schwarzrettich, seit der Zeit der Pharaonen als Heilmittel bekannt und gewürdigt, zeigt gleich zweifache Wirkung: Er fördert die Neubildung von Galle in der Leber und regt auch gleichzeitig den Gallenfluß an. Gallenstauungen zuvorzukommen bedeutet: Entzündungen zu hemmen und Steinbildungen entgegenzuwirken. Diese günstigen Eigenschaften schreibt die chemische Analyse vor allem dem Raphanol zu, einem ätherischen, schwefelhaltigen Öl des Schwarzrettichs. Der Löwenzahn nimmt unbestritten eine Sonderstellung unter den Heilpflanzen ein. Die Chemie hat ihm bisher nicht weniger als 50 Inhaltsstoffe nachweisen können, unter ihnen die Taraxine, Bitterstoffe, die an der regulierenden Beeinflussung von Leber und Galle maßgeblich beteiligt sind. Aber es ist, meiner Meinung nach, die *Gesamtheit* aller 50 Wirkstoffe dieser eher alltäglich erscheinenden Pflanze, die dann solche Heileffekte hervorzubringen vermag, wie ich sie eben geschildert habe und wie sie nicht nur den Laien verblüffen.

*Razzia auf Zinnkraut*

Mit dem Zinnkrautsaft hatte ich einmal ein ganz ähnliches Erlebnis: Aus einem Lungensanatorium kam ein Brief, der uns ganz besonders erfreute; ein Patient berichtete, daß sein Lungenbluten nach der kurmäßigen Einnahme von Zinnkraut offenbar geheilt sei. Natürlich stimmt uns solche Post fröhlich, aber wir erhalten täglich ähnliche Briefe, wir legten also auch diesen zu den Akten.

Nur fiel uns auf, daß aus besagtem Sanatorium plötzlich auffallend viele Bestellungen nach Zinnkrautsaft kamen. Das konnte kein Zufall sein, denn die Zahl ging in die Tausende.

Ich nahm natürlich an, daß der Chefarzt den Zinnkrautsaft verordnet habe oder doch wenigstens von dem regen Verbrauch seiner Patienten unterrichtet sei. Da diese Sache hochinteressant für mich war, besuchte ich diesen Arzt und – flog hochkantig hinaus! Er hatte keine Ahnung, was da so fleißig hinter seinem Rücken getrunken wurde und was ihm seine Heilerfolge streitig zu machen drohte. Er war tief verletzt in seiner Eitelkeit. Sein Sanatorium erlebte ein großes Spektakel. Der Schreiber jenes ersten Briefes hat es mir später erzählt: »Der Chefarzt ließ eine regelrechte Razzia auf Zinnkrautsaft veranstalten. Wie die aufgescheuchten Hasen rannten die Schwestern durch die Zimmer, durchwühlten die Schränke, die Nachtkästchen, endlich sogar die Koffer der Patienten. Und der Chef tobte: ›Bei wem ich noch einmal diesen Saft finde, der verläßt sofort mein Sanatorium!‹ Da war vielleicht was los!«

Aber Erfolg läßt sich so leicht nicht unterkriegen. Die Bestellungen aus dieser Gegend kamen nach wie vor – eher noch zahlreicher. Nur die Adressen hatten sich geringfügig geändert.
Trotzdem bedauerte ich, daß dieser Arzt so wenig Verständnis aufbrachte für das Zinnkraut und für das Verhalten seiner Patienten, denn seine Diagnose hätte mich brennend interessiert. So kann ich nur vermuten, wie es zu diesen spektakulären Heilerfolgen kommen konnte:

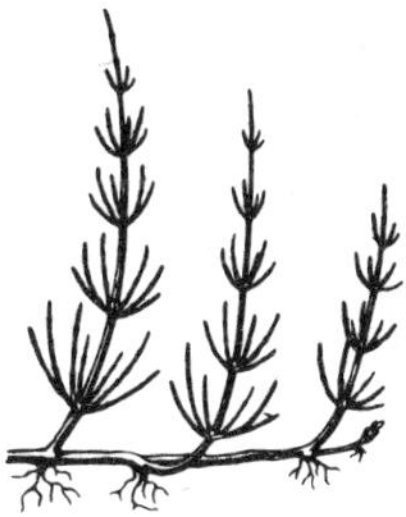

*Zinnkraut (Equisetum arvense)*

Zinnkraut ist eine der betagtesten Pflanzen dieser Erde und kann noch – was die »jüngeren Pflanzen« bereits verlernt haben – Kieselsäure aus dem Erdgestein ziehen. Diese pflanzlich gebundene Kieselsäure, die gelöst im Saft des Zinnkrauts erhalten bleibt, kräftigt einerseits das Gewebe, vermag aber andererseits auch eine verstärkte Entwicklung der Leukozyten (weißen Blutkörperchen) hervorzurufen, was einer Mobilisierung des Abwehrapparates im menschlichen Körper gleichkommt. Gestärktes Lungengewebe, erhöhte Abwehrbereitschaft – von daher ließen sich die erfreulichen Heilerfolge in jenem Sanatorium erklären.
So richtig schätzen lernt man den Zinnkrautsaft jedoch

erst bei weniger sensationellen Anlässen, nämlich bei den landläufigen, aber so lästigen Plagen des Herbstes und Winters. Zusammen mit dem Saft des Huflattichs und des Spitzwegerichs leistet er bei Husten und Heiserkeit, bei Rachen- und Bronchialkatarrh, besonders aber bei chronischer Bronchitis wunderbare Dienste.

### *Reim dich oder ich hau' dich: Weißdorn*

Am Abend nach einer langen und anstrengenden Sitzung erheiterte mich Frau Dr. Frenzel einmal mit einem Gedicht. Nicht gerade ein Kunstwerk, eher geschmiedet nach dem Motto: Reim dich oder ich hau dich! Dennoch ließ es mein Herz höher schlagen, denn es galt dem Weißdorn.
Die Geschichte, die mir die Naturheilärztin dazu zu erzählen wußte, war noch ergötzlicher: Zu ihr in die Sprechstunde kam vor etlichen Monaten eine Patientin, 35, zwei Kinder, berufstätig, Mann, Haushalt – es wurde ihr einfach zu viel. Frau Dr. Frenzel sagt's gern drastisch: »Sie latschte auf dem Zahnfleisch, war unausstehlich zu Mann und Kindern – der ganze Haussegen hing schief.« Die Ärztin verordnete ihr Weißdornsaft und Johanniskrautsaft. Und wie zu erwarten: die junge Frau wurde ruhiger, normaler, ausgeglichener. Alles wieder in Ordnung.
Aber nun verfügte der Ehemann über einen ebenso unausstehlichen Chef, und als es im Betrieb wieder einmal Krach gab, konnte sich dieser Weißdornerfahrene nicht zurückhalten und schrie seinen Boß an: »Nehmen Sie mal Weißdornsaft, damit Sie endlich wieder Mensch werden!« Eisiges Schweigen. Der Chef drehte sich um, ging hinaus und beherzigte den Rat. Bereits beim nächsten Betriebsausflug hatte die Firma

wieder einen Chef, mit dem es sich auskommen ließ. Die dankbare und erfreute Belegschaft verfaßte aus diesem Anlaß das vorhin erwähnte Gedicht.
Nun ist der Weißdorn wirklich aller Poesie wert. Er ist unser absoluter Star. Keine andere Pflanze hat in den letzten Jahren so an Popularität gewinnen können wie er. Das erklärt sich aus einer ziemlich einfachen Tatsache: Die Zahl der Herzerkrankungen ist beängstigend gestiegen, viele andere klassische Herzmittel sind fragwürdig geworden wegen ihrer unkalkulierbaren Nebenwirkungen. Weißdorn aber hat zwei wundervolle Eigenschaften: er wirkt so, daß man nach zwei Tagen bereits gute, erleichternde Wirkung verspürt, und er ist praktisch frei von jeder Nebenwirkung. Das macht ihn zum wirklichen Freund unserer »Pumpe«, die in dieser gehetzten Zeit von frühem Verschleiß bedroht, von Kreislaufschwächen gestört, von Infarkten gefährdet ist. Hier hilft der Weißdorn. Und hier auch: Bei verminderter Herzleistung nach fieberhaften Erkrankungen, bei Erschöpfungen, bei altersbedingter Herzmuskelschwäche.
Es sind seine leuchtend roten Farbstoffe, die diese Wunder bewirken, denn diese sogenannten Flavonkörper sorgen für eine bessere Durchblutung und Sauerstoffversorgung des Herzmuskels durch Erweiterung der Herzkranzgefäße. So kommt es im Herzen zu einer verbesserten Arbeit.
Auch der Weißdorn ist immens reich an Inhaltsstoffen: mehr als 50, die alle zusammen diese großartigen Heileffekte erbringen. So ist der Weißdornsaft ein Paradebeispiel für die von mir wiederentdeckte und wieder populär gemachte Ganzheitswirkung in der Pflanzenheilkunde.
Weißdorn – das liebste Kind meiner Idee ...

## *Noch ein weites Feld . . .*

Ich bin ganz sicher: Man ist noch lange nicht am Ende neuer Erkenntnisse über Wirkung und Kraft der Heilpflanzen. Es ist vielmehr zu erwarten, daß Fortschritte in der Wissenschaft es ermöglichen, einmal neue Wirkstoffe zu entdecken, bisher noch unbekannte, vielleicht nur in kleinsten Mengen vorhandene. Zum anderen aber wird sie auch neue Wirkungsweisen der bereits bekannten Stoffe finden, die man bisher mangels besseren Wissens nicht erkannt oder unterschätzt hat.

Wenn man etwa hört –

– daß der ungarische Arzt Dr. A. Ferenczi den Saft der guten, 2000 Jahre alten Roten Bete in der Behandlung von Tumoren einsetzt und zu dem Ergebnis kommt, daß sich darin ein krebsfeindlicher Stoff befinden müsse,

– daß der Mediziner S. Schmidt in Weiterführung der Arbeiten von Ferenczi demselben eher hausbackenen Gemüse einen guten Einfluß bei Leukämien zuschreibt und dafür zahlenmäßige Beispiele für die Senkung der Leukozythengesamtzahl anführt – dann möchte man in leichter Abwandlung mit Fontane sagen: Da liegt noch ein weites Feld . . .

## *Eine Idee wird Gesetz*

Neben der Arbeit mit der Pflanze und für die Pflanze habe ich mich auch 40 Jahre lang um die politische Arbeit für die Naturheilkunde gekümmert.

Als im Jahre 1961 ein neues Arzneimittelgesetz im Bundestag verabschiedet werden sollte, da machten meine »Preßsäfte aus frischen Pflanzen« erst einmal allgemeines Kopfzerbrechen. Als modernes Naturheil-

mittel gehörten sie unbedingt in das Gesetz hinein, aber in einen der bestehenden Begriffe ließen sie sich beim besten Willen nicht unterbringen.
Nach langen, eingehenden Beratungen im Gesundheitsministerium wurde bei der Gesetzgebung der Begriff »Preßsäfte aus frischen Pflanzen« in das Gesetz mit aufgenommen. Ich war über diese Entscheidung natürlich sehr glücklich, denn sie bedeutete, daß die Pflanzensäfte als selbständiges, neues Heilsystem auch amtlich anerkannt sind.
Bei der entscheidenden Sitzung des Bundestages saß ich auf der Zuschauertribüne. Und ich geniere mich nicht zu gestehen: als das Gesetz verabschiedet war, traten mir Tränen in die Augen. Tränen der Freude. Eine Idee war Gesetz geworden.
Aber selbst in meiner Sturm- und Drangzeit habe ich immer vermieden, als Prophet zu gelten. Prophet ist die Pflanze.
Ich habe sie nur so zu erhalten wie sie ist.

# Kräuter für den Hausgebrauch

*Heilpflanzen und wann sie helfen*

Alles Wissenswerte über die in diesem Buch erwähnten Heilpflanzen und Wildkräuter: Standort – Sammelzeit – Verwendung – Heilwirkung.

| | Artischocke (cynara scolymus) | Bärlauch (Allium ursinum) | Baldrian (Valeriana officinalis) (Abb. S. 8) |
|---|---|---|---|
| Standort/ Anbau | Norditalien Südfrankreich Bretagne. Angebaut, auch wildwachsend biologischer Anbau | Mitteleuropa. Auf meist kalkhaltigem Boden feuchter, schattiger Laubwälder | Über ganz Europa verbreitet. Auf feuchten Wiesen, an Gräben, Hecken, in Wäldern. Biologischer Anbau |
| Sammel-, Erntezeit | März bis September | Mai | September-Oktober |
| Verarbeitung | Gemüse (nur die Knospen) **Preßsaft** (Knospen und Blätter) | **Preßsaft** aus blühender Pflanze | **Preßsaft** aus frischen Wurzeln |
| Heilwirkung | Wirkung auf das **Lebersystem**. Unterstützt die Entgiftungs- und Aufbauarbeit der Leber. Beeinflußt den **Cholesterin-Spiegel** des Blutes. Der gesteigerte Eiweißaufbau in der Leber gilt als **Schutzfaktor für alternde Menschen.** | Förderung der allgemeinen Durchblutung, Anregung der Magen- und Darmdrüsen. **Bei Arterienverkalkung und altersbedingtem Bluthochdruck** für denjenigen, dem Knoblauch unsympathisch ist. | **Schlaffördernd,** Nervenberuhigung bei Einschlafverzögerungen nach nervöser Erschöpfung u. geistiger Überarbeitung, bei zahlreichen nervösen Erscheinungen der vegetativen Dystonie (Disharmonie der Nerven), bei Magen- und Darmkrämpfen, Kopfschmerzen. |

| | Bete, rote (Beta vulgaris) | Birke (Betula alba u. verrucosa) (Abb. S. 53) | Bohne (Phaseolus vulgaris) (Abb. S. 35) |
|---|---|---|---|
| Standort/ Anbau | Europa. Kultiviert, biologischer Anbau | Nord-u. Mitteleuropa. Waldbestände | Europa. Kultiviert, biologischer Anbau |
| Sammel-, Erntezeit | September | Frühjahr | Juni bis September (je nach Klima) |
| Verarbeitung | Gemüse (Wurzelknollen) **Preßsaft** | **Birkenblutungssaft** durch »Anzapfen« d. Stämme u. Saft junger Blätter | Gemüse **Preßsaft** aus grünen Früchten (Schoten) |
| Heilwirkung | **Funktionssteigerung des Lymphgefäßsystems.** Aufbauwirksam, blutbildend. **Stärkung der Abwehrkraft** nach Fieber u. Grippe, bei akuten und chronischen Schwächezuständen. Erleichtert u. verbessert die Aufnahme des Speisebreis durch den Darm. | Entzündungswidrige Wirkung im ganzen Harnkanal, Kräftigung und Hebung der Nierenleistung. Fördert die **Ausscheidung der Harnsäure** aus dem Blut. Bei Arthritis, Rheuma, Blasenkatarrh ohne organischen Befund. | Starke wasserableitende u. harntreibende Kraft, die sich aus dem besonderen Mineralgehalt der Bohne erklärt. **Entlastung des Kreislaufs durch Entwässerung.** |

| | Borretsch (Borrago officinalis) | Brennessel (Urtica dioica) (Abb. S. 18) | Brunnenkresse (Nasturtium officinale) (Abb. S. 39) |
|---|---|---|---|
| Standort/ Anbau | Europa. Auf Brachfeldern, Schuttplätzen, salpeterreichen Böden, biologischer Anbau | Europa. Meist in der Nähe menschlicher Behausungen, an Zäunen, Hecken, Mauern | Klare Quellen und saubere Bäche der Mittelgebirge |
| Sammel-, Erntezeit | Juni/Juli | April/Mai/Juni | Während der Blütezeit Juni – August |
| Verarbeitung | Frisch als Gewürz. **Preßsaft** aus frischem, blühendem Kraut | Salat- und Gemüsezusatz **Preßsaft** aus frischen Pflanzen | Frisch als Salat. **Preßsaft** aus blühenden, frischen Pflanzen |
| Heilwirkung | Steigert die Leistung, erhöht die Lebensfreude. Gegen **Depressionszustände**, gegen Hypochondrie und **Melancholie** aber auch bei nervöser Herzschwäche | **Blutreinigend, blutbildend. Erhöht** den Grundumsatz. Stoffwechselaktiv. Deshalb Schlankheitsmittel, wichtiger Bestandteil der Frühjahrskur. Bei rheumatischen Erscheinungen. | Förderung des Stoffwechsels. **Anregend, ausscheidend.** Für Blutreinigungskuren im Frühjahr. Zur Bekämpfung hartnäckiger Ekzeme, falls diese auf Verschlackungen zurückzuführen sind. |

| | Fenchel (Foeniculum vulgare) | Gänsefingerkraut (Potentilla anserina) | Hafer (Avena sativa) (Abb. S. 71) |
|---|---|---|---|
| Standort/ Anbau | Europa, wild, Garten- und Feldanbau (Gewürz/Gemüse), biologischer Anbau | Europa. Wild auf Triften und Dorfangern mit feuchtem, tonigem Untergrund, biologischer Anbau | Europa. Kultiviert, biologischer Anbau |
| Sammel-, Erntezeit | Sommermonate | Mai/Juni | Ernte: Mai |
| Verarbeitung | **Preßsaft** aus frischem, grünem Kraut | **Preßsaft** aus frischem, blühendem Kraut | **Preßsaft** aus frischem grünem Hafer |
| Heilwirkung | beruhigend auf **Verdauungsorgane** bei Blähungen, Magen- und Darmverstimmungen, auswurffördernd und schleimlösend bei Erkältungen | Krampflöser bei **Magen- und Darmkrämpfen,** bei Koliken. Beruhigend, stopfend und ausgleichend bei **Durchfällen.** Bewährt auch bei Muskelkrämpfen aller Art, selbst bei krampfartigen Herzbeklemmungen. | Kräftigungs- und Ausgleichmittel bei **nervösen Erschöpfungen.** Bekämpft nervöse Schlafstörungen, aber auch Appetitlosigkeit nach Grippe und Erkältungskrankheiten. |

| | Hagebutte (Rosa canina) (Abb. S. 29) | Holunder (Sambucus nigra) (Abb. S. 63) | Huflattich (Tussilago farfara) (Abb. S. 50) |
|---|---|---|---|
| Standort/ Anbau | Europa. An Waldrändern, Hecken, Rainen, Gebüschen | Europa. Auf sonnigen Waldschlägen, -rändern, gelichteten Wäldern, an Gräben, in Gärten | Europa. Wild auf feuchten, tonigen, sonnigen Böden, an Eisenbahn- und Uferböschungen |
| Sammel-, Erntezeit | Herbst | Beeren im September | Blätter Mai – Juni |
| Verarbeitung | **Fruchtmus** aus vollreifen Früchten | Gut ausgereifte Beeren zu **Preßsaft und -mus** | **Preßsaft** aus den **Blättern** |
| Heilwirkung | Besonders **hochwertiger Vitamin C-Träger** (fünfmal soviel wie Zitrone). Bei Vitamin C-Mangelzuständen (Frühjahrsmüdigkeit, fieberhafte Erkrankungen). Erhöhung der allgemeinen Widerstandsfähigkeit. | Umstimmende, blutreinigende Wirkung, **Anregung der Hormondrüsen.** Schmerzstillend bei Neuralgien. Schweißtreibend, daher bewährt bei Fieber und grippalen Infekten. | Bei Entzündungen der Atmungswege, zum **Lösen des Schleims bei chronischer Bronchitis** und Bronchienerweiterung, bei verschiedenen Arten von Lungenkatarrh, Lungenschwäche, hartnäckigem Husten. Asthmaerleichternd. |

| | Johanniskraut (Hypericum perforatum) (Abb. S. 55) | Kamille (Matricaria chamomilla) | Kartoffel (Solanum tuberosum) |
|---|---|---|---|
| Standort/ Anbau | Europa. Auf trockenen Abhängen, in sonnigen Heidewäldern, biologischer Anbau | Europa, Amerika, Asien In Gemeinschaft von Getreide, auf Kartoffel-, Rüben-, Kleefeldern, biologischer Anbau | Europa, Amerika Kultiviert |
| Sammel-, Erntezeit | Juni/Juli | Juli/August | September/ Oktober |
| Verarbeitung | **Preßsaft** aus dem ganzen blühenden Kraut | **Preßsaft** aus ganzem, blühendem Kraut | **Preßsaft** aus frischen, im biologischen Anbau gewonnenen Knollen |
| Heilwirkung | Wirksames **Nervenaufbaumittel.** Bei nervös bedingter Niedergeschlagenheit und bei Erschöpfungen nach körperlicher und geistiger Überanstrengung. Bewährt bei Krämpfen und Störungen der Menstruation. | **Hohe entzündungswidrige Wirkung** bei Haut und Schleimhäuten. Krampflösend im Magen- und Darmbereich. Gegen zu viel Magensäure. | Gegen alle Beschwerden, die aus einer **Übersäuerung des Magens** herrühren (Sodbrennen, Völlegefühl). Wirkt außerdem schwach abführend. Wichtiger Vitamin C-Zubringer. |

| | Knoblauch (Allium sativum) (Abb. S. 61) | Kürbis (Cucurbita pepo maxima) (Abb. S. 45) | Löwenzahn (Taraxacum officinale) (Abb. S. 80) |
|---|---|---|---|
| Standort/ Anbau | Europa, Asien, Amerika, Afrika Kultiviert, biologischer Anbau | Europa, Afrika, Amerika. Auf tiefgründigen, feuchten, sonnigen Lagen, biologischer Anbau | Europa. Wild auf allen Rainen, Wiesen und Grasflächen, biologischer Anbau |
| Sammel-, Erntezeit | Ernte: September | Ernte: September | Frühjahr |
| Verarbeitung | Frisch als Gewürz **Preßsaft** aus den Zwiebeln | Gemüse, **Preßsaft** aus den Früchten | Salat aus jungen Blättern **Preßsaft** aus frischem Kraut und Wurzeln |
| Heilwirkung | Wirkung auf das Blutgefäßsystem. **Normalisierung des** altersbedingten **erhöhten Blutdrucks,** bei **Arteriosklerose** durchblutungsfördernd. Normalisierung der Darmflora. | Wirkt anregend und reinigend auf das Nieren- und Harnsystem. **Bei Prostatabeschwerden,** Entwässerung und Erleichterung der Harnausscheidung. | **Anregung der Gallenabsonderung,** bewährt bei funktionellen Leber- u. Gallenstörungen. Bei Rheuma, Hautkrankheiten. Wesentlicher Bestandteil der Frühjahrskur. |

| | Meerrettich – Kren (Armoracia cochlearia) | Melisse (Melissa officinalis) | Mistel (Viscum album) |
|---|---|---|---|
| Standort/ Anbau | Mitteleuropa. Kultiviert | Europa, wild, Garten- und Feldanbau, biologischer Anbau | Europa, auf Laub- und Nadelbäumen |
| Sammel-, Erntezeit | September – November | Juni/Juli | Frühjahr |
| Verarbeitung | Gewürz **Destillat** aus frischen Wurzelstöcken | **Preßsaft** aus frischem, grünem Kraut | **Preßsaft** aus grünen Zweigen und Blättern |
| Heilwirkung | **Fördert den Blut- und Säfteumlauf,** erweitert die Gefäße der Nieren und Blutdrüsen. Entwässernd bei **Gicht, Gelenkentzündung** und **Rheuma.** Desinfektionswirkung. Pflanzliches Antibiotikum. | bei **nervös angespannter Situation,** insbesondere der Verdauungsorgane; bei nervösen funktionellen **Herzbeschwerden** | **hoher Blutdruck,** lindernd bei durch allgemeine Arterienverkalkung bedingten Beschwerden (verbessert Wohlbefinden) |

| | Möhren (Daucus carota) (Abb. S. 43) | Paprika (Capsicum annuum subspec.) | Petersilie (Petroselinum hortense) (Abb. S. 15) |
|---|---|---|---|
| Standort/ Anbau | Mitteleuropa Kultiviert auf lockerem Boden in sonniger Lage, biologischer Anbau | südl. Europa, Garten- und Feld- (Gemüse-) Anbau und biologischer Anbau | Europa Kultiviert, biologischer Anbau |
| Sammel-, Erntezeit | Ernte: August-Oktober | Sommer/ Spätsommmer | Juni-September |
| Verarbeitung | Gemüse Salat/Rohkost **Preßsaft** mit Mark aus der Wurzel | **Preßsaft** aus frischen Früchten | Gewürz **Preßsaft** aus Blättern und Wurzeln |
| Heilwirkung | **Aufbau- und Kräftigungsmittel**, besonders als **Beikost für Säuglinge.** Verhütet und beseitigt Fäulnisvorgänge im Darm. Aktuell in der Rekonvaleszenz, bei **Appetitlosigkeit** und Schwächezustand. Enthält Carotin (= Provitamin A) | Vitamin C und Paprikawirkstoff P, zur **Entwässerung,** zur Unterstützung der **Herz- und Kreislauf**-Funktion, Stärkung des Blutadersystems | Entwässernd, Nierenanregende Wirkung, daher bewährt bei funktionellen Blasenbeschwerden. Allgemeine Anregung der Drüsentätigkeit. Kräftigung des Verdauungsapparates. |

| | Rosmarin (Rosmarinus officinalis) | Salbei (Salvia officinalis) (Abb. S. 26) | Sauerkraut (aus Weißkohl Brassica capitata durch milchsaure Gärung hergest.) |
|---|---|---|---|
| Standort/ Anbau | (südl.) Europa, wild, vor allem Feld- und Garten- (Gewürz-) Anbau, biologischer Anbau | Südeuropa, Vorderasien, Kultiviert und wild auf kalkhaltigem Boden, biologischer Anbau | Europa. Kultiviert, biologischer Anbau |
| Sammel-, Erntezeit | Sommermonate | Juni bis September | Herbst |
| Verarbeitung | **Preßsaft** aus frischem, grünem Kraut | **Preßsaft** aus frischen Blättern | Gemüse, Rohkost, **Preßsaft** aus frischvergorenem Weißkohl |
| Heilwirkung | bei niedrigem Blutdruck, natürliches **Anregungsmittel für Kreislauf und Nerven** | Verhindert übermäßige **Schweißabsonderung,** besonders bei Erschöpfungszuständen, in der Pubertät, in den Wechseljahren. Bei **Entzündungen des Nasen- und Rachenraumes,** bei Zahnfleischentzündung innerlich und äußerlich zum Gurgeln. | Regulierung einer **gestörten Darmflora.** Bei infektiösen u. dyspeptischen (fehlgärungsbedingten) Magen- u. Darmerkrankungen. Anregung der Darmbewegung (mildes Abführmittel) |

| | Schafgarbe (Achillea millefolium) (Abb. S. 11) | Schwarzrettich (Raphanus sativus niger) | Sellerie (Apium graveolens) (Abb. S. 20) |
|---|---|---|---|
| Standort/ Anbau | Europa. Auf Rainen, Wiesen, Weiden, an Weg- und Ackerrändern, biologischer Anbau | Europa, Vorderasien. Kultiviert, biologischer Anbau | Europa, Vorderasien. Kultiviert, biologischer Anbau |
| Sammel-, Erntezeit | Juli/August | August-Oktober | Ernte: September |
| Verarbeitung | **Preßsaft** aus ganzer blühender Pflanze | Gemüse, Rohkost **Preßsaft** aus erntefrischen Wurzelknollen | Gemüse, Gewürz, Rohkost, **Preßsaft** aus Wurzeln und Blättern |
| Heilwirkung | Wirkung auf das **Blutgefäßsystem,** besonders Venen. Erleichterung d. Herzarbeit bei Herzklopfen, beschleunigtem Puls, Blutandrang, **Schwindel.** Bei **Beschwerden der Wechseljahre.** Normalisierung d. Menstruation. Bei Krampfadern, Hämorrhoiden u. a. venösen Störungen. | Bewährtes **Leber- u. Gallenmittel.** Bei Entzündungsverdacht, chronischen Gallenwegstörungen, zur Leberschutztherapie. Für starke Esser, bei sitzender Lebensweise. **Erhöht die Gallenbildung in der Leber.** Förderung des Auswurfes bei Bronchitis. | Starke **Anregung** der gesamten **Nierenfunktion.** Erhöhte Ausscheidung von Stoffwechselschlacken. Für Nervöse und Drüsenschwächlinge, bei Unruhe, Erregung und vorzeitiger Erschöpfung. Besonders geeignet bei Rheuma- und Blutreinigungskuren |

| | Spinat (Spinacca oleacea) | Spitzwegerich (Plantago lanceolata) (Abb. S. 32) | Thymian (Thymus vulgaris) |
|---|---|---|---|
| Standort/ Anbau | Europa. Kultiviert, biologischer Anbau | Europa. Auf allen Wiesen, Rainen. Auf Weiden und in Gräben. Biologischer Anbau | Südeuropa – wild. Deutschland – nur kultiviert, biologischer Anbau |
| Sammel-, Erntezeit | Ernte: August/ September | Juni/Juli | Juni/Juli |
| Verarbeitung | Gemüse **Preßsaft** aus frischen Blättern | Salatbeigabe **Preßsaft** aus frischen Blättern (vor der Blüte gesammelt) | Gewürz, **Preßsaft** aus frischem Kraut |
| Heilwirkung | »Blutsaft« für **eisenmangelbedingte Blutbildung.** Aufbaumittel für Kinder (Wachstumsstörungen) u. Rekonvaleszenten. Nervennahrung für Geistesarbeiter u. neurasthenische Konstitutionen | **Entzündungswidrige Wirkung** bei frischen und chronischen **Katarrhen** der Atmungswege. Bei chronischer Bronchienerweiterung. **Hustenmittel für Kinder.** | Wertvolles Kombinationsmittel zu anderen Pflanzen bei **Erkrankung der Luftwege** (Spitzwegerich, Huflattich). Bei hartnäckigem Bronchialkatarrh und krampfartigem Husten. Bewährt auch bei Magenbeschwerden |

| | Tomate (Solanum lycopersicum) | Wacholderbeere (Juniperus communis) (Abb. S. 66) | Weißdorn (Crataegus oxycantha, monogyna) |
|---|---|---|---|
| Standort/ Anbau | Mittelamerika, Europa. Kultiviert, biologischer Anbau | Südeuropa. Bei uns auf Heide- und Moorböden (Lüneburger Heide) | Nord- u. Mitteleuropa. An Waldrändern, in lichtem Gebüsch |
| Sammel-, Erntezeit | September/ Oktober | September/ Oktober | Blätter, Blüten: Mai. Reife Beeren: Oktober |
| Verarbeitung | Gemüse, **Preßsaft** aus Freilandfrüchten in voller Reife | Gewürz **Extrakt** aus vollreifen Beeren | **Preßsaft** aus Blüten, Blättern u. Beeren |
| Heilwirkung | **Aufbaumittel.** Anregung der Bauchspeicheldrüse, Beikost für Kinder, für werdende Mütter, für **Rekonvaleszenten.** Bei Schwäche- und Mangelzuständen verschiedenster Art | **Stoffwechselwirksam** bei Arthritis, Rheuma, Ischias. Steigert Aktivität, verbessert Reaktionsfähigkeit des Organismus. Desinfizierende Wirkung. Bei Appetitmangel, Magenschwäche und Blähbauch. Durch ihren Gehalt an ätherischen Ölen entwässernd | **Regulierung d. Herztätigkeit, bessere Sauerstoffversorgung d. Herzens durch Erweiterung d. Herzkranzgefäße,** Stärkung u. Verbesserung des Blutdrucks. Dient der Herzpflege besonders in zunehmenden Alter. Vermeidet auftretenden Verschleiß, Überanstrengung. |

| | Weißkohl (Brassica capitata) | Wermut (Artemisia absinthium) (Abb. S. 47) | Wolfstrapp (Lycopus europaeus) |
|---|---|---|---|
| Standort/ Anbau | Mitteleuropa. Kultiviert, biolog. Anbau | Europa. Wild an trockenen, warmen Plätzen, Zäunen, in Weinbergen. Biologischer Anbau | Europa, Nordamerika. In feuchten Gräben. Auch kultiviert, biologischer Anbau |
| Sammel-, Erntezeit | September/Okt. | August | August |
| Verarbeitung | Gemüse, **Preßsaft** aus frischem Kohl | **Preßsaft** aus vor der Blüte stehendem Kraut | **Preßsaft** aus frischen Pflanzen |
| Heilwirkung | Das sog. U-Vitamin, das man im Weißkohl vermutet, fungiert als **Schutzstoff f. Magen und Darmwand.** Bei nervösen Magenbeschwerden, bei mangelnder Magenschleimhautdurchblutung. | **Regulierung der Magentätigkeit,** bei Mangel und Überschuß an Magensäure, regulierend, bei Magenverstimmung, Blähungen u. katarrhlichen Zuständen des Magens. | Heilpflanze mit besonderen Substanzen, die **regulierend auf die Schilddrüse** wirken. Daher bei Über-, aber auch Unterfunktion der Schilddrüse, bei Magerkeit, seelischer Verspannung. |

| | Zinnkraut (Equisetum arvense und anderen außer E. palustre – giftig) (Abb. S. 83) | Zwiebel (Allium cepa) |
|---|---|---|
| Standort/ Anbau | Amerika, Europa. Weit verbreitetes, schwer ausrottbares »Unkraut« | Europa. In Gärten und Feldern, biologischer Anbau |
| Sammel-, Erntezeit | Juni/Juli | Juli/August |
| Verarbeitung | **Preßsaft** aus frischen Pflanzen | **Preßsaft** mit den Zellbestandteilen der frischen Zwiebel |
| Heilwirkung | Durch Kieselsäuregehalt **Tonikum zur Stärkung** des Gewebes. Kräftigt, mobilisiert die Abwehrkräfte des Körpers. Bei entzündlichen Erscheinungen der Haut, der Schleimhäute u. a. Gewebe | **Erkältungskrankheiten** der oberen Luftwege, besonders bei Kindern. Anregung der **fibrinolytischen Aktivität des Blutes** (Einfluß auf das Gerinnungsvermögen) |

## *Gegen vieles ist ein Kraut gewachsen*

### Indikationen von A bis Z

| *Indikation* | *Empfohlene Pflanzensäfte* |
| --- | --- |
| Abführmittel | Sauerkrautsaft (normalisiert die Darmflora) |
| Alterserscheinungen | Weißdornsaft (verbessert die Kreislauflage, unterstützt die Stoffwechselarbeit des Herzens)<br>Knoblauchsaft, Bärlauchsaft (fördern die Blutzirkulation, erleichtern bei arterio- sklerotischen Beschwerden, regulieren den Blutdruck)<br>Mistel (lindert arteriosklero- tische Beschwerden)<br>Paprika (Vitamin C und P)<br>Rosmarin (regt Kreislauf und Nerven an) |
| Altersschutzmittel | Artischockensaft (beeinflußt den Cholesterinstoffwechsel, fördert die funktionelle Leberarbeit |
| Appetitlosigkeit | Möhrensaft bei Kindern (kräftigt den Magen)<br>Wermutsaft bei Erwachsenen (stärkere Magensaft- absonderung)<br>Tomatensaft bei Erwachsenen (fördert die Saftabgabe der Bauchspeicheldrüse) |

| | |
|---|---|
| Arteriosklerose | Knoblauchsaft, Bärlauchsaft (fördern den Blutkreislauf, erleichtern die arterio-sklerotischen Beschwerden, regulieren den Blutdruck)<br>Weißdornsaft (stärkt die Herztätigkeit, reguliert den Blutkreislauf)<br>Mistel (lindert Beschwerden)<br>Rosmarin (regt Kreislauf an) |
| Arthritis (Gelenkentzündung) | Birkensaft (beeinflußt den Cholesterinspiegel, fördert die Harnsäureaus-scheidung aus dem Blut)<br>Meerrettich-Destillat (fördert Nierendurchblutung, regt an)<br>Selleriesaft (entwässert) |
| Asthma<br>Atembeschwerden | Huflattichsaft (löst den Schleim)<br>Spitzwegerichsaft (entzündungswidrig)<br>Thymiansaft (bei krampf-artigen Hustenanfällen)<br>Zinnkrautsaft (festigt das Gewebe durch hohen Kieselsäuregehalt)<br>Johanniskrautsaft (bei nervös bedingten funk-tionellen Atemstörungen)<br>Zwiebelsaft (bei Erkältung der oberen Luftwege, Verschleimung) |

| | |
|---|---|
| Aufbaumittel | Möhrensaft, Tomatensaft (reich an Vitaminen und Mineralien)<br>Hagebuttentrank (besonders reich an den Vitaminen A u. C) |
| Ausschläge (nicht infektiöser Art) | Brennesselsaft (stoffwechselaktiv)<br>Löwenzahnsaft (mobilisiert die Schlacken)<br>Selleriesaft (schwemmt sie aus) |
| Blähungen | Schafgarbensaft (entspannt, löst Krämpfe)<br>Zwiebelsaft (ätherische Öle) |
| Blasenkatarrh | Zinnkrautsaft (stärkt das Gewebe)<br>Birkensaft (reinigt die Nierenwege, wirkt Entzündungen entgegen)<br>Petersiliensaft (Anregung der Nierentätigkeit) |
| Blutandrang zum Kopf | Weißdornsaft (erleichtert die Kreislaufarbeit)<br>Schafgarbensaft (fördert Zirkulation, entkrampft, entspannt) |
| Blutarmut (eisenmangelbedingt) | Brennesselsaft (enthält Eisen, regt an)<br>Spinatsaft (folsäurehaltig, eisenhaltig und aufbauend) |

| | |
|---|---|
| Blutbildung | Spinatsaft (hoher Gehalt an blutbildendem Vitamin »Folsäure«) |
| Blutdruck (hoher) | Knoblauchsaft (senkt den Blutdruck)<br>Weißdornsaft (Stärkung der Herzarbeit)<br>Mistel (verbessert Wohlbefinden) |
| Blutdruck (niedriger) | Weißdornsaft (zur Erhaltung der natürlichen Norm des Blutdruckes. Die Wirksamkeit erklärt sich aus der Ökonomisierung der Herzarbeit und eines direkten Einflusses auf die Blutgefäße)<br>Schafgarbensaft (fördert die Durchblutung, entkrampft) |
| Bluterneuerung<br>Blutreinigung | Brennesselsaft (steigert den Grundumsatz, regt Stoffwechsel an)<br>Löwenzahnsaft (löst Schlacken, regt Leber u. Darm an, erhöht das spezifische Harngewicht)<br>Selleriesaft (regt Nieren an, schwemmt die Ballaststoffe des Blutes aus) |
| Bronchialkatarrh | Huflattichsaft (löst Schleim, erleichtert Auswurf)<br>Zinnkrautsaft (stärkt das Gewebe durch Kieselsäuregehalt) |

| | |
|---|---|
| | Zwiebelsaft (schleimlösend)<br>Fenchel (fördert Auswurf, schleimlösend)<br>Spitzwegerichsaft (wirkt einer eventuellen Entzündung entgegen) |
| Cholesteringehalt des Blutes (zu hoch) | Artischockensaft (wirkt senkend)<br>Birkensaft (unterstützt die Ausscheidung der Harnsäure) |
| Darmbeschwerden | Schafgarbensaft (löst Krämpfe, beruhigt, wirkt Entzündung entgegen)<br>Wertmutsaft (regt Magendrüsen an, stärkt Magen-Darm-Muskel, fördert Gallenfluß)<br>Sauerkrautsaft (regulierend bei gestörter Darmflora)<br>Fenchel (beruhigt Magen- und Darmnerven)<br>Melisse (beruhigt) |
| Darmentgiftung | Knoblauchsaft (normalisiert die Darmflora, tötet Keime, reinigt den Darm)<br>Sauerkrautsaft (reguliert, normalisiert die Darmflora) |
| Darmkrämpfe | Gänsefingerkrautsaft (volkstümlich: Krampfkraut, löst Krämpfe) |

| | |
|---|---|
| Drüsenüberfunktion | Wolfstrappsaft (beruhigend, dämpfend)<br>Baldriansaft (zusätzlich beruhigend) |
| Drüsenunterfunktion | Brennesselsaft (regt Stoffwechsel an)<br>Petersiliensaft, Brunnenkressesaft (beide regen infolge spezifischer Wirkstoffe an) |
| Durchblutung, mangelhafte | Weißdornsaft (regt Kreislauf an)<br>Schafgarbensaft (entspannt)<br>Rosmarin (regt Kreislauf und Nerven an) |
| Durchfälle | Schafgarbensaft (löst Krämpfe)<br>Gänsefingerkrautsaft (stopft infolge arteigener Gerbstoffe) |
| Entwässerung | Selleriesaft, Bohnensaft (beide entwässern über die Nieren. Einschränkung des Kochsalzverbrauchs)<br>Paprika (günstiges Kalium/ Natrium-Verhältnis) |
| Erschöpfung | Hafersaft (wirksam infolge spezifischer Aufbaustoffe der grünen Pflanze)<br>Hagebuttentrank (resistenzsteigernde Vitamine)<br>Rosmarin (belebt Herz und Kreislauf) |

| | |
|---|---|
| Fettsucht | siehe: Schlankheit nach Ernährungsfehlern |
| Fieber | Rote-Bete-Saft (stärkt die Abwehrkraft)<br>Hagebuttentrank (mobilisiert durch Vitamin C und Provitamin A die Abwehrkräfte) |
| Frauenbeschwerden | Borretschsaft (umstimmende Kraft im Sinne einer Hormonwirkung)<br>Schafgarbensaft (wirkt ausgleichend auf das Blutgefäßsystem, insbesondere bei Wechseljahrsbeschwerden)<br>Gänsefingerkrautsaft (löst Krämpfe) |
| Frühjahrsmüdigkeit: | siehe: Bluterneuerung (Blutreinigung) |
| Gallebeschwerden (funktionell) | Schwarzrettichsaft (entspannt, entkrampft, fördert den Gallenfluß)<br>Löwenzahnsaft (regt die Gallenbildung in der Leber an) |
| Gliederkälte | Weißdornsaft (stärkt Herzarbeit, fördert die Durchblutung, normalisiert Blutdruck) |

| | |
|---|---|
| *Gliederkälte (Forts.)* | Schafgarbensaft (regt Blutzirkulation an)<br>Spinatsaft (blutbildend)<br>Rosmarin (regt Kreislauf und Nerven an) |
| Grippeartige Erkältungen | Rote-Bete-Saft (erhöht Widerstandskraft, verbessert die Zellatmungsfähigkeit)<br>Hagebuttentrank (erhöht Abwehrkraft der Schleimhäute, mobilisiert Resistenz) |
| Halsschmerzen | Salbeisaft auch zum Gurgeln (desinfizierend)<br>Kamillensaft (schmerzlösend, entzündungswidrig) |
| Hautunreinheiten (nicht infektiöser Art) | Brennesselsaft (regt Stoffwechsel an)<br>Löwenzahnsaft (stärkt Leberfunktion, wirkt ausscheidend)<br>Selleriesaft (ausschwemmend)<br>Brunnenkressesaft (regt an, bildet Blut)<br>Petersiliensaft (spezifische Wirkstoffe) |
| Heiserkeit | Spitzwegerichsaft (reinigt, wirkt Entzündungen entgegen)<br>Salbeisaft zum Gurgeln (desinfiziert)<br>Fenchelsaft (auswurffördernd und schleimlösend) |

| | |
|---|---|
| Herzbeschwerden (nervöse) | Weißdornsaft (fördert Durchblutung der Herzkranzgefäße, verbessert Stoffwechselverhältnisse des Herzens)<br>Schafgarbensaft (entspannt, erweitert Blutgefäße)<br>Bohnensaft (entwässert)<br>Baldriansaft (fördert Einschlafen, Tagesberuhigungsmittel)<br>Melisse (beruhigt)<br>Paprika (unterstützt Herz/Kreislauf-Funktion)<br>Rosmarin (regt Kreislauf und Nerven an) |
| Hexenschuß | Birkensaft (schwemmt Stoffe aus dem Blut aus, stoffwechselwirksam)<br>Selleriesaft (entlastet Gelenke durch Entwässerung) |
| Husten | Huflattichsaft (löst Schleim)<br>Spitzwegerichsaft (reinigt Atemwege, wirkt Entzündungen entgegen)<br>Thymiansaft (desinfiziert die Atemwege, löst Krämpfe, unterstützt Auswurf)<br>Fenchel (fördert Auswurf, schleimlösend) |

| | |
|---|---|
| Ischias | Birkensaft (scheidet Stoffe, besonders Harnsäure aus dem Blute aus)<br>Brennesselsaft (steigert den Stoffwechsel)<br>Wacholder-Extrakt (fördert die Ausscheidung) |
| Katarrh der Atmungsorgane | siehe: Atembeschwerden |
| Kopfschmerzen | Ursache erforschen!<br>Weißdornsaft (fördert Durchblutung)<br>Petersiliensaft (gefäßwirksam) |
| Krämpfe des Magens und des Darms | Gänsefingerkrautsaft (krampflösende Wirkstoffe)<br>Wermutsaft (stärkt Magen)<br>Fenchel (Magen- und Darmnerven |
| Krampfbeschwerden | Schafgarbensaft (wirkt entspannend auf das gesamte Blutgefäßsystem. Umstimmungstherapie!)<br>Gänsefingerkrautsaft (unterstützt die Wirkung der Schafgarbe) |
| Kreislaufbeschwerden | Weißdornsaft (durchblutet, verbessert die Stoffwechselverhältnisse des Herzens)<br>Bohnensaft (entwässert)<br>Schafgarbensaft (entspannt) |

| | |
|---|---|
| | Paprika (unterstützt Herz/ Kreislauf-Funktion)<br>Rosmarin (regt Kreislauf und Nerven an) |
| Kreuzschmerzen | Schafgarbensaft (stärkender Einfluß auf Bindegewebe und Muskulatur im Bereich des kleinen Beckens)<br>Bohnensaft (fördert die Ausscheidung) |
| Leberbeschwerden funktioneller Art | Löwenzahn (regt Leberfunktion an, fördert Gallenfluß)<br>Schwarzrettichsaft (wirkt entspannend auf die Gallenwege, fördert Gallenfluß)<br>Brunnenkressesaft (reinigt, scheidet aus)<br>Artischockensaft (kräftigt Leber, regt Zellen an, steigert Entgiftungsfähigkeit) |
| Magenbeschwerden | Wermutsaft (stärkt Magen, regt Magensaftdrüsen an)<br>Schafgarbensaft (entspannt, entkrampft)<br>Fenchel (beruhigt Magen- und Darmnerven)<br>Melisse (beruhigt) |
| Magenkatarrh | Wermutsaft (reguliert die Magentätigkeit)<br>Schafgarbensaft (beruhigt, löst Krämpfe)<br>Gänsefingerkrautsaft (löst Krämpfe) |

| | |
|---|---|
| Magensäure (zu viel) | Kartoffelsaft (beruhigt Magendrüsen, mindert Magensaft-Sekretion) |
| Magensäure (zu wenig) | Wermutsaft (reguliert Magentätigkeit, regt zu stärkerer Magensaftabsonderung an) |
| Mattigkeit | Hafersaft (allgemein aufbauend, nervenstärkend)<br>Hagebuttentrank (Vitaminstoß) |
| Mundgeruch, übler | Wermutsaft (reinigt Magen, fördert Verdauung) |
| Nervenberuhigung | Baldriansaft (beruhigt und dämpft allgemein)<br>Melisse (in nervös angespannten Situationen) |
| Nervosität | Baldriansaft (stellt Nervensystem ruhig)<br>Johanniskrautsaft (aufbauwirksam)<br>Melisse (beruhigt) |
| Neurasthenie | Borretschsaft (wirkt psychisch ausgleichend, leistungssteigernd)<br>Baldriansaft (beruhigt, dämpft die Nerven)<br>Melisse (beruhigt) |

| | |
|---|---|
| Nierenanregung | Birkensaft (wirkt ausscheidend, entzündungswidrig)<br>Zinnkrautsaft (gewebestärkend)<br>Selleriesaft (ausscheidend) |
| Rachenkatarrh | Salbeisaft zum Gurgeln (desinfiziert)<br>Spitzwegerichsaft (entzündungswidrig) |
| Rheumatismus | Birkensaft (Harnsäure ausscheidend, entzündungswidrig)<br>Brennesselsaft (Stoffwechselaktivierung)<br>Wacholder-Extrakt (reinigend und ausscheidend) |
| Schilddrüse Übererregbarkeit | Wolfstrappsaft (Lycopussaft) (Dämpfung und Ruhigstellung) |
| Schlaflosigkeit | Baldriansaft (beruhigt Nerven, wirkt einschläfernd)<br>Hafersaft (wirkt ausgleichend durch spezifische Wirkstoffe des grünen Hafers) |
| Schlankheit (nach Ernährungsfehlern) | Brennesselsaft (steigert den Grundumsatz, die Tätigkeit aller Körperorgane)<br>Brunnenkressesaft (wirkt speziell auf die Drüsen)<br>Selleriesaft (schwemmt aus) |

| | |
|---|---|
| Schwindelgefühl | siehe: nervöse Herz- und Kreislaufbeschwerden |
| Sodbrennen | Kartoffelsaft (bei Übermaß an Magensäure)<br>Kamillensaft (löst Krämpfe) |
| Verdauungs-beschwerden | Sauerkrautsaft (reguliert die Darmflora)<br>Wermutsaft (stärkt und regt den Magen an)<br>Brunnenkressesaft (wirkt ausscheidend)<br>Schafgarbensaft (beruhigt, löst Krämpfe)<br>Zwiebelsaft (regulierend durch äther. Öl, bakteriostatische und bakterizide Wirkung)<br>Fenchel (beruhigt Magen- und Darmnerven)<br>Melisse (beruhigt in nervös angespannter Situation) |
| Vitaminmangel | Hagebuttentrank (Vitamin-Komplex-Träger A, B, C, D, E)<br>Möhrensaft (Provitamin A, Phosphor, Kalk)<br>Paprika (Vitamin C-Träger und Paprikawirkstoff P) |

| | |
|---|---|
| Wachstumsstörungen | Möhrensaft (Provitamin A, Mineralien , steigert Appetit)<br>Spinatsaft (wirkt Eisenmangel entgegen, blutbildend)<br>Brennesselsaft (regt Stoffwechsel an) |
| Wechseljahrsbeschwerden | Schafgarbensaft (fördert Zirkulation, entspannt, wirkt auf Blutgefäße)<br>Baldriansaft (beruhigt)<br>Gänsefingerkrautsaft (gleicht aus)<br>Borretschsaft (aktiviert die Lebensfreude) |
| Zahnfleischentzündung | Salbeisaft zum Spülen (kräftigt und reinigt das Zahnfleisch)<br>Kamillensaft (entzündungswidrig)<br>Hagebuttentrank (zur Vitaminunterstützung) |

Rezepte und Tips zur Verwendung von Wildkräutern und Heilpflanzen in der Küche.

*Täglich Rohkost vor* der warmen Mahlzeit!

Und zwar als 1. Gang *vor* der warmen Mahlzeit! Oft gehört, meist vernachlässigt oder als Spleen abgetan. Dabei genügt ein wenig Einsicht in den menschlichen Verdauungsapparat, um die Wichtigkeit des tagtäglichen Salats zu akzeptieren: Er ist der ideale Wecker für unsere Verdauungsdrüsen. Nichts rüttelt sie so wach wie ein bißchen pflanzliche Frischkost. Und einmal aktiviert, kann man ihnen dann die Arbeit einer vollen Mahlzeit getrost zumuten.
Klein darf die Menge sein – ein paar Happen genügen bereits. Groß hingegen sind die Möglichkeiten, die Rohkost zu variieren. Hier ein paar Vorschläge:

Mohrrüben-Äpfel-Sellerie-Sauerkraut
Rotkohl-Sellerie-Endivien
Tomaten-Blumenkohl-Mohrrüben
Weißkohl-Blumenkohl-Rotkohl
Rote Rübe-Sellerie-Äpfel
Gurken-Rettich-Tomaten
Grüner Salat-Tomaten-Äpfel-Merrettich
Blumenkohl-Tomaten-Paprikaschoten
Mohrrüben-Kresse-Äpfel

Frische Kräuter je nach Jahreszeit: Dill, Schnittlauch, Borretsch, Pimpinelle, Petersilie, Basilikum, Weinraute, Liebstöckel.

*Salat für die Frühjahrskur*
Junge Triebe von Löwenzahn, Huflattich, Kresse, Sauerampfer (diesen kurz überbrühen), Wegwarte waschen, putzen, abtropfen lassen. Einige feingeschnittene Tomaten untermischen. Mit dieser Soße anrichten: 3 Eßlöffel Rahm oder Joghurt mit Zitronensaft, einer Prise Zucker, feingeschnittenem Schnittlauch, Dill und Borretsch würzen. Nach Geschmack auch Majoran oder Bohnenkraut zufügen. Sparsam salzen!

*Noch ein Frühlingssalat*
Brunnenkresse, zarte Brennesseltriebe, junger Löwenzahn und Kopfsalatblätter zu gleichen Teilen verlesen, waschen, abtropfen lassen. Gewürze wie Dill, Petersilie, Borretsch darüber streuen. Mit Zitronensaft und Öl oder Joghurt, Sahne, Zitrone, einer Prise Zucker, etwas Salz anrichten.

*Löwenzahnsalat auf italienisch*
Eine Holzschüssel mit frischem Knoblauch ausreiben, junge Löwenzahnblätter darin anrichten. Je einen Teelöffel frischen Estragon und Kerbel, Öl, Zitronensaft locker unterheben. Erst dann vorsichtig salzen.

*Frankfurter Grüne Soße* (Goethes Lieblingsgericht)
Zwei Handvoll frische Kräuter: Löwenzahn, Brennessel, Kresse, Sauerampfer, Borretsch, Petersilie, Schnittlauch, Dill, Liebstöckel sehr fein wiegen. Zwei hartgekochte, gewürfelte Eier, eine feingeschnittene Zwiebel untermischen. Eine Soße aus einem Glas Joghurt, abgeschmeckt mit Salz, Pfeffer, Saft und Schale einer halben Zitrone, vorsichtig unterheben. Zu frischgekochten Pellkartoffeln, zu gekochtem Rindfleisch oder Fisch.

*Zu Goethes Zeiten nahm man statt des Joghurts ein Gemisch aus Senf und Mayonaise.*

*Rohkost für Kinder*

Zu gleichen Teilen frische, gut gewaschene Möhren und Äpfel raspeln, vermischen, kräftig mit Zucker, Zitronensaft und einigen Tropfen Keimöl abschmecken.

*Der gesunde Schluck*

Cocktails aus Pflanzensäften
Die Zubereitung ist für alle Cocktails gleich: Die Zutaten gut verrühren, gleich trinken.

2 Eßlöffel Rote-Bete-Saft
¼ Liter Joghurt
1 Teelöffel Hagebuttentrank
Saft einer halben Zitrone

1 Eßlöffel Weißdornsaft
2 Eßlöffel Joghurt
½ Teelöffel Bienenhonig
1 Banane, schaumig geschlagen
1 Messerspitze Zimt

1 Eßlöffel Weißdornsaft
3–4 Eßlöffel Joghurt
1 Eigelb
½–1 Eßlöffel Bienenhonig

2 Eßlöffel Tomatensaft
1 Eßlöffel Bohnensaft
1 Eßlöffel Joghurt
1 Messerspitze Basilikum

2 Eßlöffel Schwarzrettichsaft
1 geriebener Apfel
½ Tasse Apfelsaft
2 Eßlöffel Sahne
etwas Zitronensaft

## *Bildverzeichnis*

**Goldmann Verlag München**

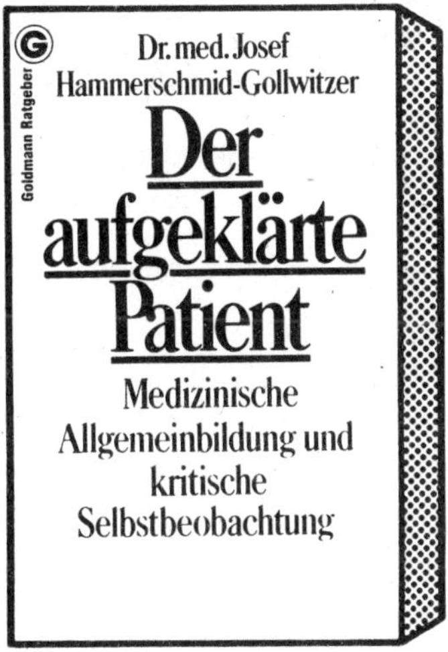


**Dr. Josef Hammerschmid-Gollwitzer**
**Der aufgeklärte Patient**

Nur wenn der Patient weiß, welche Auskünfte für den Arzt wichtig sind, kann er zum mündigen Partner seines Arztes werden, kann er bei Diagnose und Therapie kooperativ sein.
Der Autor vermittelt in diesem Buch die Basis einer medizinischen Allgemeinbildung. Er gibt Auskünfte über Arzt- und Krankenhauswahl, Rechte des Patienten, über Leitsymptome der häufigsten Krankheiten, Impfplan u.a.

**Ratgeber.** (10764)

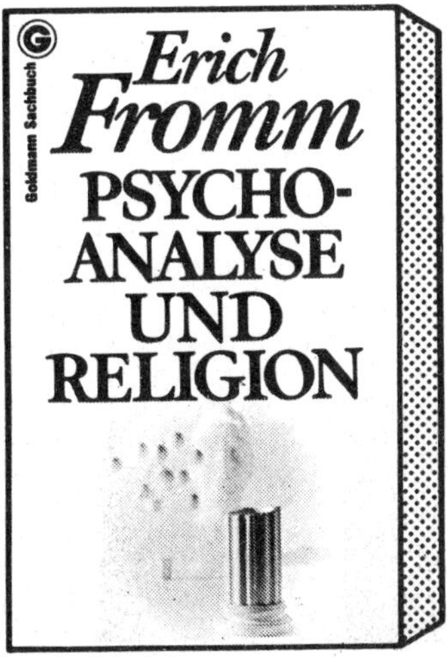


**Erich Fromm**
**Psychoanalyse und Religion**

Ausgehend von den Theorien Freuds und Jungs, versucht Fromm das Problem der Psychoanalyse und Religion neu zu durchdenken. Er sieht nicht den unversöhnlichen Gegensatz auf der einen Seite oder Interessengleichheit auf der anderen, sondern vielfältige Berührungen zwischen beiden. Nach Fromm ist die Psychoanalyse in der Lage, die menschliche Realität sowohl hinter der Religion als auch hinter nichtreligiösen Symbolsystemen zu untersuchen.

**Sachbuch** (11211)